Mutter und Kind

Meine erste Schwangerschaft

Laura Engel

1. Auflage 2017

ISBN-13: 978-1974460755

INHALTSVERZEICHNIS

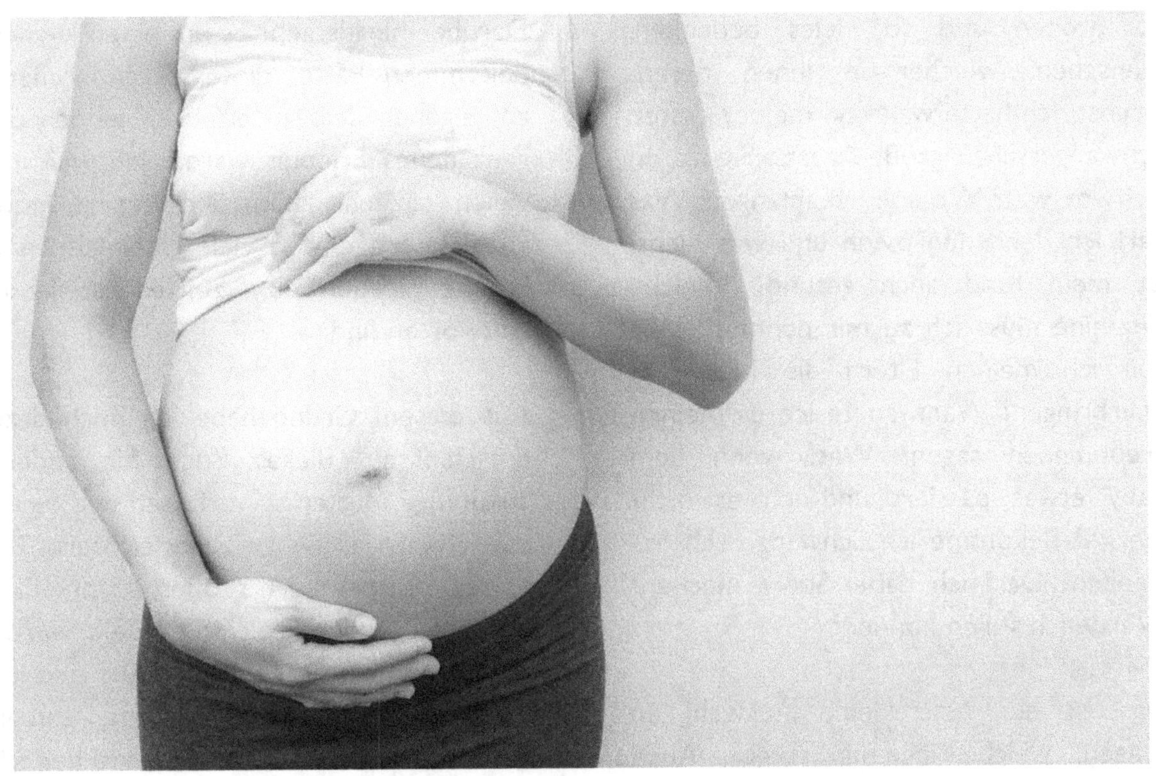

VORWORT

Ich heiße Sie ganz herzlich willkommen zum ersten Teil meiner Buchreihe „Mutter und Kind". Wenn Sie sich zu dem Kauf dieses Buches entschieden haben, dann begeben Sie sich mit mir in den folgenden Kapiteln auf eine sehr spannende Reise. Ich möchte, dass Sie sich wohl fühlen, ganz gleich ob Sie bereits schwanger sind oder es noch versuchen zu werden. Sie möchten sich näher mit dem Thema Schwangerschaft auseinandersetzen und alle nötigen Informationen erhalten? Genau das ist mein Ziel mit diesem Buch!

Die Schwangerschaft ist eine so aufregende Zeit, in welcher sich nicht nur der Körper einer jeden Frau verändert - das gesamte Leben verändert sich. Sie müssen sich auf so vieles vorbereiten und so vieles bedenken. Menschen, welcher in Ihnen heranwächst. Ich hatte während meiner ersten Schwangerschaft große Angst... Sie fragen sich vor was? Wo soll ich anfangen: Was darf ich denn nun essen und was nicht? Ist mein Kind auch gesund? Welche Vitamine muss ich zu mir nehmen? Wie soll ich meinen Eltern die Nachricht überbringen? Wann sollte ich es meinen Freundinnen sagen? Was, wenn dem Baby etwas passiert und ich es nicht merke? Bekomme ich Schwangerschaftsstreifen? Darf ich dabei Sport machen? Werde ich stillen können?

Das ist nur eine kleine Auswahl an Fragen, welche ich mir stellte. Auch wenn ich Freundinnen befragen konnte, fühlte ich mich doch mit vielem alleine gelassen. Ich musste feststellen, dass ich zwar die Schwangerschaft von meiner Mutter mit meinen Geschwistern mit-

Darüber hinaus geht es um einen kleinen bekommen hatte, diese Veränderungen am eigenen Leib zu erfahren jedoch ein ganz neues Erlebnis waren. Ich war mit vielem einfach maßlos überfordert, hatte so viele Fragen, so viele Bedenken und konnte hierbei kaum zufriedenstellende Antworten finden.

Aus diesem Grund habe ich mich dazu entschlossen, dieses Buch für andere zukünftige Mütter zu verfassen und Ihnen damit ein paar Dinge zu erleichtern. Da es sich um ein solch großes, spannendes und aufregendes Ereignis handelt, wurde daraus nun eine ganze Buchreihe und ich freue mich, Sie auf dieser gemeinsamen Reise willkommen zu heißen, auf der ich Ihnen meine ganz persönlichen Erlebnisse berichte und Ihnen zudem noch zahlreiche Informationen rund um das heranwachsende Leben in Ihnen geben möchte.

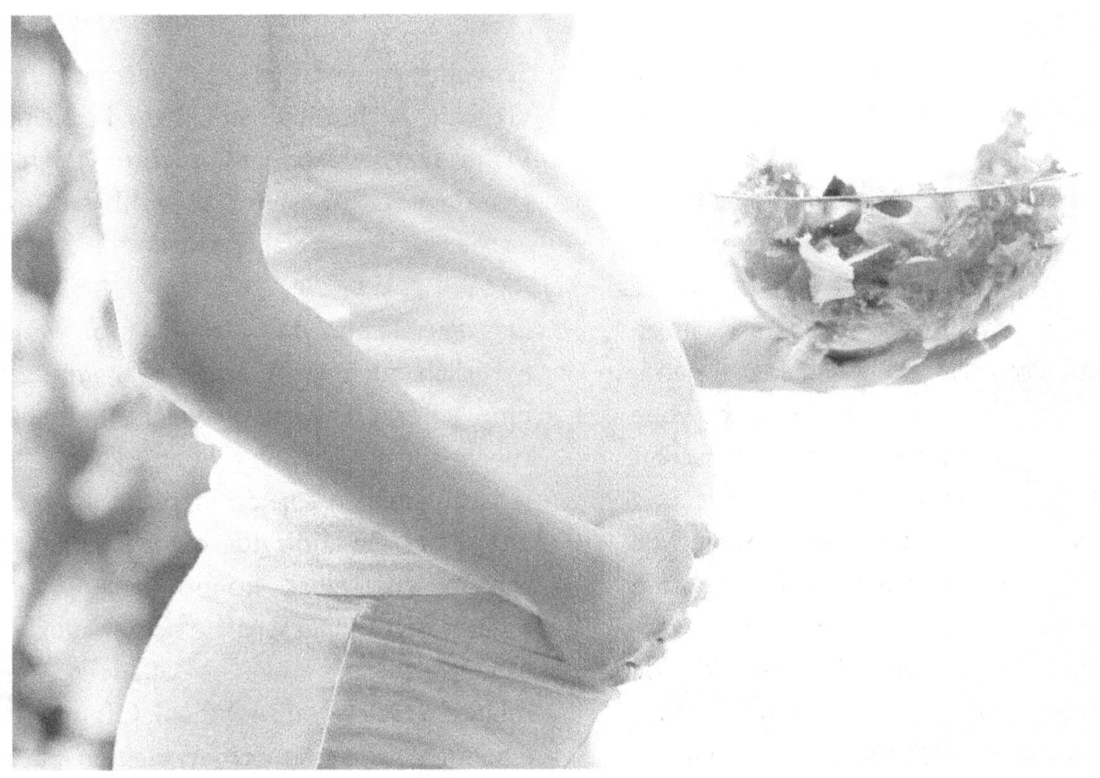

ERSTE ANZEICHEN

Jede Frau ist anders und genauso ist auch jede Schwangerschaft unterschiedlich. Wenn Sie mehrere Kinder bekommen so werden Sie merken, dass sogar Ihre Schwangerschaften ganz verschieden sind. Keine gleicht der anderen und jede Frau reagiert anders auf die Schwangerschaftshormone. Es sind auch nicht alle Frauen gleich sensibel und die Zeichen des Körpers sind oft alles andere als leicht zu deuten. Ich selbst habe lange darauf gewartet, schwanger zu werden und habe deshalb schon sehr früh einen Schwangerschaftstest gemacht. Vor dem Test konnte ich keine Anzeichen für eine Schwangerschaft feststellen. Viele Frauen berichten jedoch von eindeutigen Zeichen, welche sie auch vor dem Durchführen eines Tests bereits erahnen ließen, dass es soweit war.

Meine Mutter erzählte mir, dass sie bereits in den ersten Wochen oftmals an „restless legs" litt. Sie konnte nachts nicht schlafen und musste im Haus auf und ab gehen. Einige Frauen berichten davon, dass sie eine ungewohnte Spannung und Sensibilität in ihren Brüsten spürten. Das hängt damit zusammen, dass sich das Brustgewebe bereits vom Anfang der Schwangerschaft an auf das spätere Stillen einstellt und somit verändert. Viele Frauen bemerken einen deutlich verstärkten Drang zum Wasserlassen. Die Gebärmutter vergrößert sich bereits in den ersten Schwangerschaftswochen sehr stark, auch wenn Ihr Baby noch kaum zu erkennen ist. Der Anstieg des Hormons Progesteron verstärkt den Harndrang zusätzlich. Diese Erscheinungen lassen jedoch ab dem 2. Trimester der Schwangerschaft ab. Ich selbst habe zu Beginn meiner Schwangerschaft bemerkt, dass sich meine Sinneswahrnehmung deutlich verändert hat. Mein Geruchssinn war deutlich ausgeprägter als vor der Schwangerschaft. Einige Lebensmittel und Gerüche wollte ich nicht mehr in meiner Nähe haben. Andere mochte ich hingegen plötzlich sehr, obwohl sie mir vorher nicht aufgefallen waren.

Das Ausbleiben der Menstruation weißt natürlich auch auf eine Schwangerschaft hin. Bei Frauen, welche keinen regelmäßigen Zyklus haben, kann dies jedoch häufiger vorkommen und ist nicht unbedingt ein Indiz für eine Schwangerschaft. Ich selbst konnte am Anfang meiner Schwangerschaft eine andauernde Müdigkeit auf meinen Gliedern und meinem Geist wahrnehmen. Oft musste ich mich mittags zu einer kleinen Pause hinlegen oder abends schon sehr früh ins Bett gehen. Je nachdem, wie genau Sie auf die Zeichen Ihres Körpers achten und wie sensibel dieser reagiert, können Sie dadurch bereits eine Schwangerschaft erahnen. Da diese Zeichen jedoch nicht in allen Fällen verlässlich sind, sollten Sie zur Sicherheit einen im folgenden Kapitel aufgeführten Test durchführen.

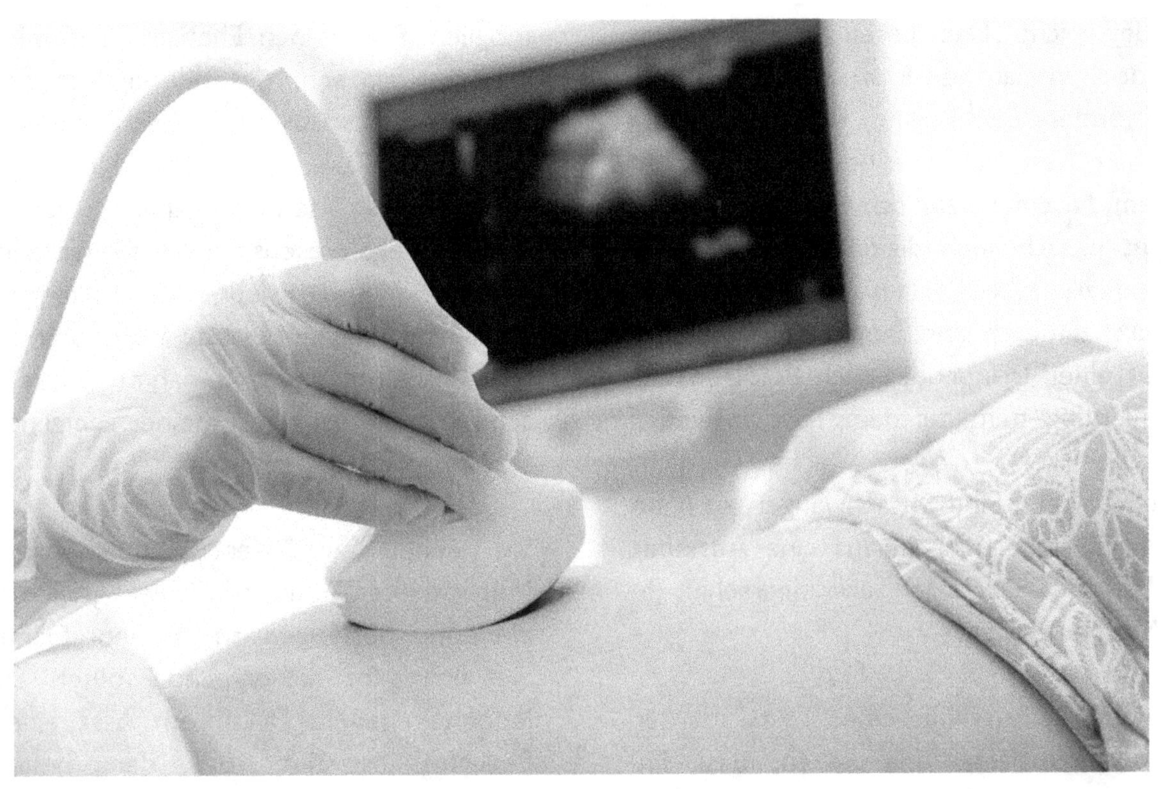

VERSCHIEDENE TESTMÖGLICHKEITEN

Wenn Sie eines der genannten Symptome für eine Schwanger-schaft an sich bemerken, sollten Sie bald einen Test durchführen. Es gibt hierzu ganz unterschiedliche Möglichkeiten, von denen einige sehr verlässlich sind. In Apotheken finden Sie verschiedene Schwangerschaftstests, bei welchen Sie mit Hilfe einer Urinprobe feststellen können, ob sich die entsprechenden Hormone in Ihrem Urin befinden und eine Schwangerschaft vorliegt. Manche Tests arbeiten auch mit Strichen oder Kreuzen. Sie müssen die Anleitungen des jeweiligen Tests befolgen und können am Ende erkennen, ob Sie schwänger sind oder nicht. Das Lesen des Tests ist jedoch in manchen Fällen verwirrend und besonders zu Beginn der Schwangerschaft lässt sich der besagte Strich auf dem Test nur sehr schwer erkennen. Es gibt jedoch auch digitale Tests, welche ebenfalls zu Hause sehr leicht durchzuführen sind. Sie arbeiten ebenfalls mit einer Urinprobe, nach Befolgen der Anleitung steht auf dem Test entweder „schwanger" oder eben „nicht schwanger". Sind Sie schwanger, so kann der Test darüber hinaus eine Auskunft über die Dauer Ihrer Schwangerschaft (in Wochen) geben.

Wenn Sie mit Hilfe eines Tests aus der Apotheke festgestellt haben, dass Sie schwanger sind, sollten Sie umgehend einen Termin mit Ihrem Gynäkologen vereinbaren. Bei dem Arzt Ihres Vertrauens wird dann ein Bluttest durchgeführt, welcher sehr genau bestimmen kann, wie lange Sie bereits schwanger sind. Dies wird mit Hilfe des Hormons HCG fest-gestellt. Darüber hinaus führt Ihr Arzt einen Ultraschall durch. Stehen Sie noch ganz am Anfang der Schwangerschaft, so ist lediglich eine kleine Fruchtblase zu erkennen. Sind Sie jedoch schon etwas fortgeschritten, so können Sie bereits einen kleinen Embryo mit Herzfrequenz erkennen. Dies ist etwa ab der 8. Schwangerschaftswoche

möglich. Für meinen Ehemann und mich war dies ein sehr besonderer Moment. Ich denke, das ist er für jedes werdende Elternpaar. Zum ersten Mal den Herzschlag des sehr kleinen, heranwachsenden Wesens zu hören war ein einschneidendes Erlebnis. Ich habe es damals mit meinem Handy aufgenommen und betrachte diese Aufnahme als sehr schönes Andenken meiner eigenen Schwangerschaft.

Sie sehen also, es gibt mehrere Möglichkeiten, um eine Schwangerschaft eindeutig bestätigen zu können. Damit Sie sich ganz sicher sind, sollten Sie jedoch in jedem Fall Ihrem Arzt einen Besuch abstatten. Bei der ersten Untersuchung wird festgestellt, ob es Ihnen und dem kleinen Wunder in Ihnen gut geht und Ihr Körper gut auf die Schwangerschaft vorbereitet ist. Auch wenn eine Schwangerschaft etwas ganz natürliches ist und Sie deshalb vielleicht denken, Ihr Körper schafft das ohne Probleme. Es ist eine überaus belastende Aufgabe für Sie, einen weiteren Menschen mit allen notwendigen Nährstoffen zu versorgen und oft ist der menschliche Körper hierbei auf Hilfe angewiesen. Zum Anfang meiner Schwangerschaft wurde festgestellt, dass mein Körper nicht optimal auf die Schwangerschaft reagierte. Die kleine

Fruchtblase mitsamt meinem Baby drohte, sich von der Gebärmutterwand zu lösen und hinfort gespült zu werden. Ich musste deshalb von Woche vier bis acht sogenanntes Progesteron gespritzt bekommen. Für mich als Frau mit einer absoluten Spritzenphobie war dies alles andere als einfach. Doch bereits in den ersten Wochen der Schwangerschaft beginnt man, ein aus-geprägtes Bedürfnis dafür zu entwickeln, dieses kleine Wesen mit allen Mitteln zu behüten, sodass ich dadurch über meine Angst vor Spritzen hinweg kam.

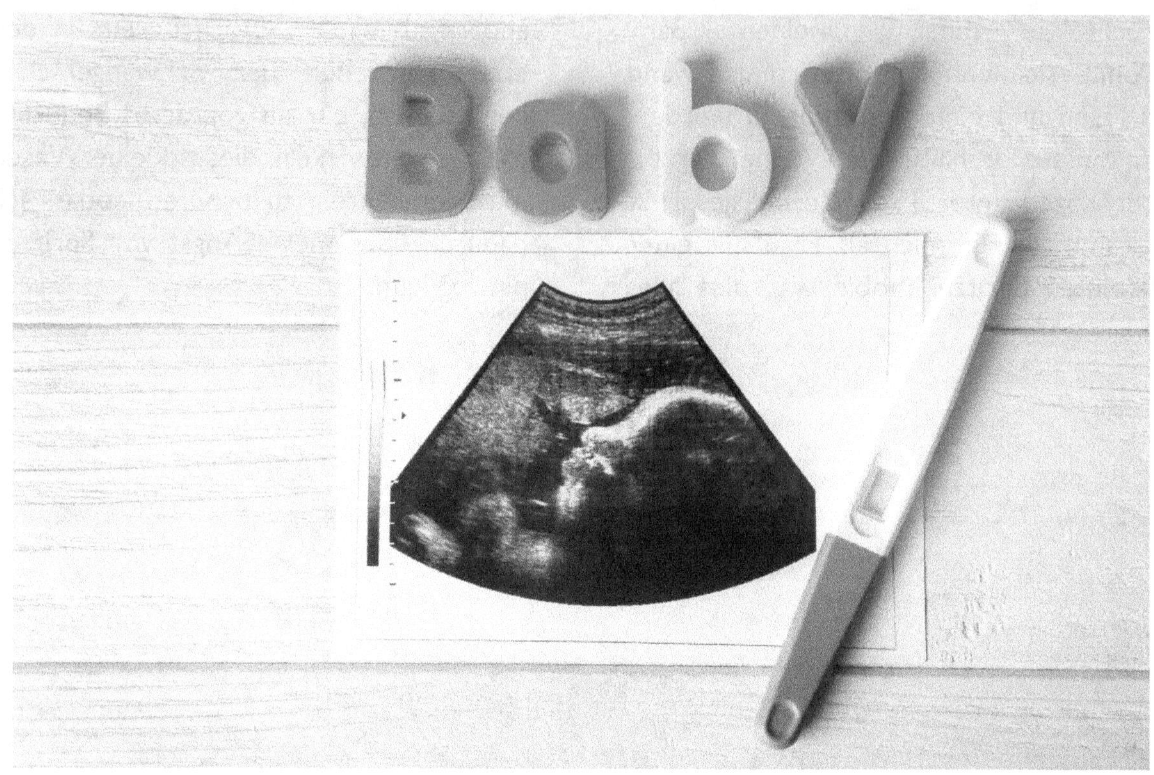

DIE GROßE ÜBERRASCHUNG

Eine Schwangerschaft ist immer etwas besonderes - ein neues Familienmitglied wächst heran, es ist ein großer Moment und eine insgesamt sehr aufregende Zeit. Wenn Sie selbst bereits erfahren haben, dass Sie schwanger sind, stellt sich die Frage nach der Art und Weise, mit der man es dem Rest der Familie, dem werdenden Vater, den Großeltern und vielleicht schon vorhandenen Geschwistern mitteilt. In manchen Fällen wurde lange versucht schwanger zu werden und die gesamte Familie wartet gespannt auf den Tag, an dem Sie die frohe Botschaft verkünden werden. In anderen Fällen ist eine Schwangerschaft sehr unerwartet und trifft auf große Überraschung. Es bieten sich deshalb viele Möglichkeiten, die Botschaft mit zu teilen. Auch über den richtigen Moment muss man sich Gedanken machen. Mein Ehemann war bei dem Schwangerschaftstest vor Ort, ich konnte Ihn deshalb mit der Nachricht nicht wirklich überraschen. Wir waren in dem Augenblick des positiven Ergebnisses absolut aufgeregt und konnten es gar nicht glauben. Doch wann sollten wir es dem Rest der Familie sagen und wann unseren Freunden?

Instinktiv möchte wohl jede Frau sofort in die Welt hinausrufen, dass sie ein Kind erwartet. Doch das ist oft leider mit Komplikationen verbunden. Besonders zu Anfang der Schwangerschaft besteht ein hohes Risiko, dass die Schwangerschaft nicht vollkommen reibungslos voranschreitet. In etwa 25 Prozent aller Schwangerschaften kommt es zu einem vorzeitigen Schwangerschaftsabbruch. Als ich damals diese Prozentzahl erfuhr, bekam ich große Angst, was irgendwo auch verständlich ist. Jede Frau bangt um das Wohlergehen Ihres Kindes und die Tatsache, dass ein Viertel aller Schwangerschaften frühzeitig endet ist alles andere als beruhigend. Mehr zu diesem Thema finden Sie übrigens noch im Kapitel „Umgang mit psychischen Belastungen". Aus diesem Grund entschied ich mich jedoch dazu, erst einmal nur unserem engsten Familienkreis und meiner besten Freundin von

meiner Schwangerschaft zu erzählen. Erst nach dem ersten Trimester, also im 4. Schwangerschaftsmonat überraschte ich den Rest der Bekannten mit der frohen Botschaft. In diesem Zusammenhang habe ich mir lange Gedanken darum gemacht, welche Botschaft ich an die jeweiligen Personen schicken könnte oder mit welcher Überraschung ich sie erfreuen könnte. Im folgenden Abschnitt dieses Kapitels habe ich deshalb einige kreative Ideen für Sie zusammengestellt.

Selbstverständlich lebt jedes Paar und jede Familie in einer ganz eigenen Situation. Manche Ehepaare arbeiten zusammen und verbringen deshalb den Großteil des Tages gemeinsam. Andere wiederum sehen sich hauptsächlich abends und an den Wochenenden. Und dann gibt es auch viele, die sich nur sehr selten sehen. Dies ist beispielsweise der Fall, wenn sich der Ehepartner im Militärdienst befindet oder häufige Dienstreisen absolvieren muss. Je nachdem in was für einer Beziehung Sie sich befinden, haben Sie ganz verschiedene Möglichkeiten, um Ihren Partner mit der frohen Botschaft zu überraschen.

Eine wohl sehr klassische Möglichkeit ist, einen Schwangerschaftstest zu machen, diesen schön zu verpacken und dem werdenden Vater dann als Geschenk zu überreichen. Darüber hinaus können Sie Ihrem Ehemann bzw. Partner einen Brief schreiben, in welchem Sie auf lustige Weise zum Ausdruck bringen, was nun in den folgenden Monaten auf Sie beide zukommt. Sie können natürlich auch mit Klischees spielen und beispielsweise mehrere Gläser saure Gurken in der Wohnung verteilen. Mal sehen, wie schnell Ihr Mann die dahinter steckende Neuigkeit errät. Eine schöne Idee ist es außerdem, einen Aufkleber mit der Aufschrift „Baby an Bord" zu besorgen und diesen dort anzubringen, wo Ihre zweite Hälfte die Nachricht erhalten soll. Dies kann auf dem Nachttisch sein, am Badezimmerspiegel, auf dem Kaffeebecher oder ganz klassisch auf der Heckscheibe des Autos. Sie können auch ein T-Shirt für Ihren Mann besorgen, auf welchem in großen Buchstaben steht „bester Vater der Welt". Sie sehen, Sie können Ihrer Kreativität hier freien Lauf lassen. Im Internet finden Sie außerdem viele weitere Ideen dazu. Es wäre ebenfalls toll, seine Reaktion zu filmen und für spätere Momente einzufangen.

Auch für Ihre Eltern und Schwiegereltern ist die Neuigkeit ein großes Ereignis. Wenn Sie in der Nähe der Verwandtschaft wohnen, können Sie sicherlich einen kleinen Besuch abstatten und für diesen Anlass eine Überraschung vorbereiten. Auch hier können Sie mit kleinen Geschenken sicherlich den gewünschten Effekt erzielen. Sie können Ihren Eltern oder Schwiegereltern beispielsweise eine Kaffeetasse mit der Aufschrift „beste Oma/ bester Opa der Welt" entwerfen lassen. Oder einen Schlüsselanhänger mit passender Aufschrift mit einem niedlichen Design besorgen. Jede Familie ist unterschiedlich und Sie kennen Ihre Angehörigen sicherlich am besten und können genau einschätzen, worüber sich Ihre Familie freuen wird.

Auch eine Karte mit einer Kopie der Ultraschallaufnahme und einem passenden Spruch dazu kommt sicherlich gut an. Wenn Sie sich mit Ihrer Familie nicht so oft treffen, so können Sie auch ein anstehendes Familienfest abwarten, um die frohe Botschaft dann zu überbringen. Dazu eignet sich beispielsweise der Geburtstag eines Familienmitglieds, Ostern, Weihnachten, Neujahr oder ein spezielles Fest Ihrer Familie. Eine tolle Idee ist es auch, ein Familienfoto zu machen und dann zu rufen „Heute rufen wir nicht Cheese sondern ..... ist schwanger" und dann auf dem Foto die Reaktionen aller festzuhalten. In jedem Fall ist es aufregend und Sie können die Reaktionen in einem Video aufnehmen, um sie als späteres Andenken an diesen besonderen Moment zu behalten.

Auch für den Rest der Familie und Ihre Freunde ist die Nachricht über einen neuen Erdenbewohner eine aufregende Angelegenheit. Nutzen Sie diesen besonderen Moment, um eine tolle Kleinigkeit als Überraschung vorzubereiten. Sie können beispielsweise Sie benötigen gar nicht viele Worte, die Überraschung ist Ihnen damit sicherlich gelungen. Wenn Sie bereits Kinder haben, können Sie diese auch wunderbar in die Verkündung mit einbeziehen. Beispielsweise passt ein Shirt mit der

Kopien vom Ultraschallbild anfertigen lassen und diese als schöne Karte verschicken. Dazu einen passenden Spruch für jedes Familienmitglied und das errechnete Geburtsdatum Ihres kleinen Wunders. Eine schöne Idee finde ich außerdem, ein kleines Paar Schuhe zu kaufen, dieses zwischen Ihre Schuhe zu stellen und davon ein Foto zu machen.

Aufschrift „beste große Schwester" oder „bester großer Bruder". Machen Sie ein Foto von dem stolzen großen Geschwisterkind und verschicken Sie dieses mit einem schönen Spruch an Ihre Freunde und Verwandten.

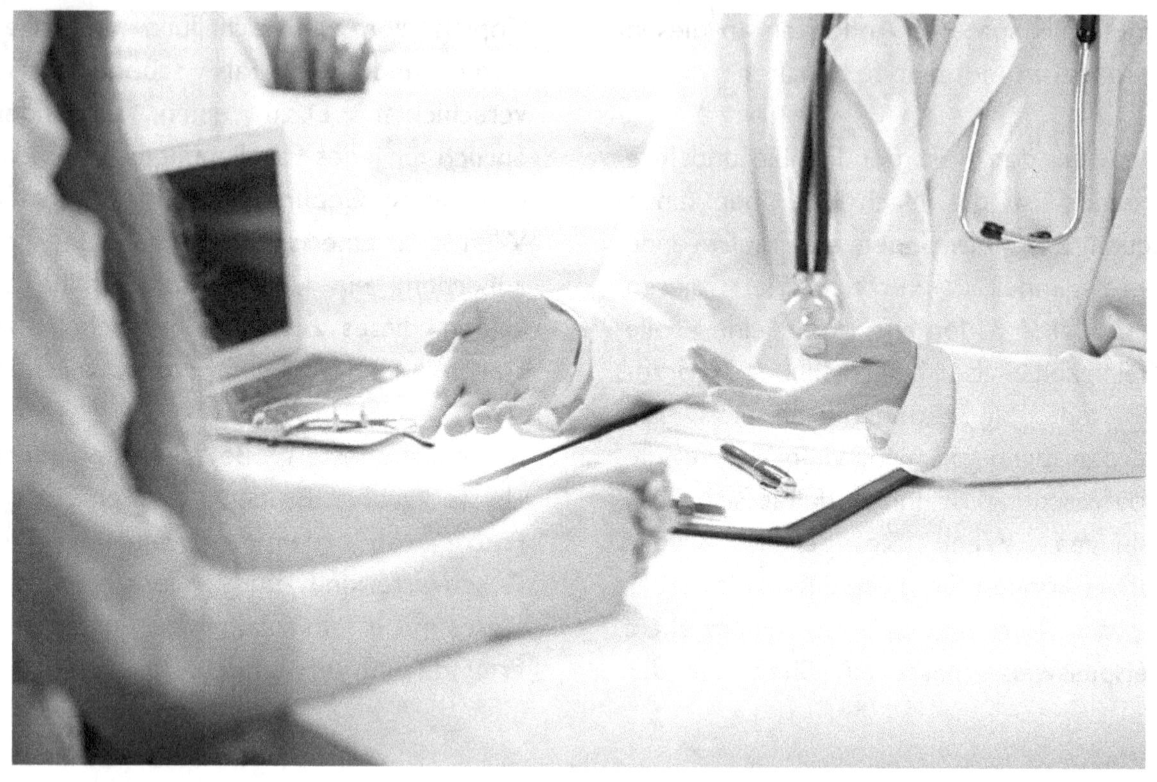

UMGANG MIT ARZTBESUCHEN UND MEDIKAMENTEN

Für Sie und Ihren Partner beginnt mit der Schwangerschaft ein ganz neuer Lebensabschnitt. Sie müssen ab jetzt nicht mehr nur an Sie selbst denken und Ihre Bedürfnisse befriedigen, sondern halten das Leben eines kleinen Menschen in Ihren Händen. Sie müssen deshalb an alle Risiken denken, welche Sie und Ihr Baby gefährden könnten, um Schwierigkeiten rechtzeitig zu erkennen und mögliche negative Folgen zu verhindern.

Bei Arztbesuchen sollten Sie immer angeben, dass Sie schwanger sind. Auch wenn in der heutigen Zeit die Maschinen und Geräte der meisten Ärzte wissenschaftlich auf dem neusten Stand sind, bei vielen Prozessen kann die Gesundheit Ihres kleinen Kindes gefährdet werden. Das Risiko ist besonders in der Frühschwangerschaft erhöht, da sich in dieser Zeit die größten

Entwicklungsschritte im Wachstum Ihres Babys ereignen.

Sie sollten in den ersten drei Monaten Ihrer Schwangerschaft versuchen, nicht mit dem Flugzeug zu fliegen. Sie sind hierbei einer sehr großen Strahlung ausgesetzt, welche sich auf die korrekte Entwicklung Ihres Babys negativ auswirken könnte. Darüber hinaus ist der mit einem Flug verbundene Stress ebenfalls nicht gut für Ihr ungeborenes kleines Wunder. Sie sollten außerdem versuchen, in der Schwangerschaft keine Röntgenaufnahmen machen zu lassen. In gegebenen Notfällen lässt sich dies vielleicht nicht verhindern, doch soweit es irgendwie möglich ist, sollten Sie es vermeiden. Die Geräte sind heutzutage zwar sehr neu, die Strahlung kann jedoch negative Auswirkungen auf die Entwicklung Ihres Kindes haben. Ich selbst habe kurz bevor ich von meiner Schwangerschaft erfuhr bei meinem Zahnarzt eine Röntgenaufnahme meines Kiefers machen lassen, dies hatte glücklicherweise keine negativen Auswirkungen auf mein Baby. Doch die Sorge und Angst, es könnte mein kleines Kind negativ beeinflusst haben, bereitete mir danach doch viele schlaflose Nächte und Gewissensbisse.

Der Umgang mit Medikamenten während der Schwangerschaft ist ebenfalls sehr wichtig und hat großen Einfluss auf Ihr Baby. Wenn Sie dauerhaft Medikamente einnehmen müssen, da Sie an einer chronischen Krankheit leiden, müssen Sie dies in jedem Fall mit Ihrem Arzt besprechen. In vielen Fällen wird die Einnahme der Medikation während einer Schwangerschaft eingeschränkt. Auch bei einem Infekt oder Virus müssen Sie Ihren behandelnden Arzt von Ihrer Schwanger-schaft in Kenntnis setzen. Nur so können Sie garantieren, dass Ihr Doktor Ihnen die passenden Medikamente verschreibt und diese für Ihr kleines Wunder ungefährlich sind. Ich selbst habe während meiner Schwangerschaft viel mit Hausmitteln behandelt. Gegen Erkältung hilft eine heiße Zitrone mit Honig, Holundersaft stärkt die Abwehrkräfte im Herbst bzw. Winter. Mit Salbei konnte ich bei Halsschmerzen Mundspülungen machen und bei Atembeschwerden inhalieren.

Selbstverständlich ist es im ersten Moment ungewohnt, keine Medikamente zu nehmen. Doch für die Gesundheit meines Kindes habe ich die Schmerzen und verzögerten Heilungsprozesse in Kauf genommen. Es ist hierbei immer wichtig ein Ziel vor Augen zu haben. Wenn Sie jedoch wirklich einmal sehr schwer krank sind und Ihr Schmerzempfinden steigt, setzen Sie sich umgehend mit Ihrem Arzt in Verbindung und besprechen Sie mit Ihm die Lage. Haben Sie keine Angst Ihren Arzt einmal mehr anzurufen oder mit Fragen zu löchern. Auch wenn Ihnen dies im ersten Moment unangenehm erscheinen mag, die Gesundheit Ihres Kindes und Ihre eigene geht in dieser Zeit vor. Selbstverständlich sollten Sie auch wenn Sie nicht schwanger sind, nicht selbst mit Medikamenten experimentieren. Auch dann nicht, wenn Sie sich ziemlich sicher sind, was Ihnen fehlt. In einer Schwangerschaft sollten Sie das Risiko für Ihr Baby bedenken und in keinem Fall Medikamente ohne die Absprache mit Ihrem Arzt einnehmen.

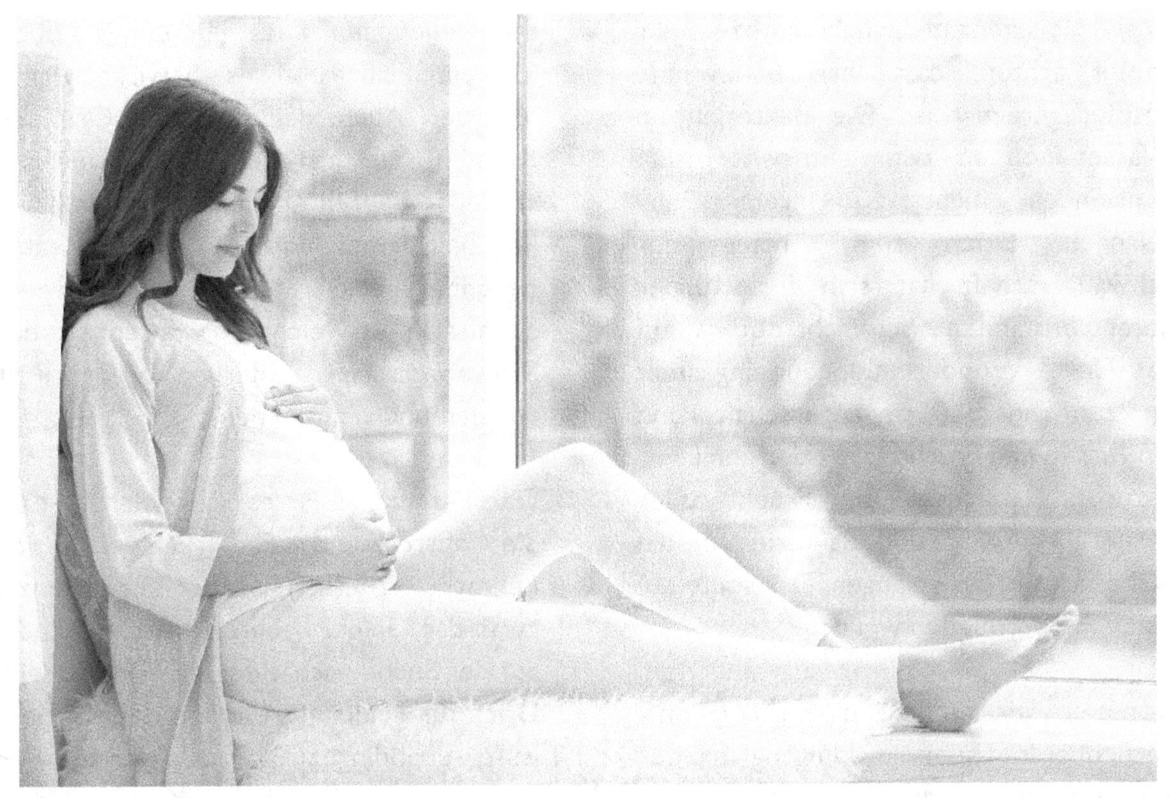

KÖRPERPFLEGE IN DER SCHWANGERSCHAFT

Die richtige Körperpflege während der Schwangerschaft ist sehr wichtig. Zum einen müssen Sie Ihren Körper gesund halten, um während der Schwangerschaft Erkrankungen vorzubeugen. Zum anderen bereiten Sie Ihren Körper auf das Wunder des Gebärens, des Stillens und der späteren Rückbildung vor. Nun ist eine gesunde Körperpflege mit geeigneten Produkten eigentlich selbstverständlich. Doch besonders während der Schwangerschaft ist eine passende Seife für den Intimbereich von großer Wichtigkeit. Sie sorgt dafür, dass der pH-Wert in Ihrem Intimbereich der richtige ist und Sie weniger anfällig gegenüber Infektionen macht.

Sie sollten besonders zum Anfang und zum Ende der Schwangerschaft keine langen Vollbäder mehr nehmen bzw. sehr darauf achten, dass Ihre Badewanne absolut gereinigt ist. Die Bakterien im Wasser können zwar unter normalen Umständen nicht zu Ihrem Baby gelangen. Doch zum Anfang der Schwangerschaft hat sich Ihr Körper unter Umständen noch nicht optimal auf das kleine Wunder in Ihnen eingestellt und zum Ende der Schwangerschaft kann ein Riss in der Fruchtblase oder ähnliches dazu führen, dass Ihr Fruchtwasser verunreinigt wird und Bakterien in die Nähe Ihres Babys gelangen. Das sollte auf jeden Fall vermieden werden.

Kommen wir nun zu einem berühmt-berüchtigten Thema im Umgang mit der Schwangerschaft: den Schwangerschaftsstreifen. Es handelt sich um Dehnungsstreifen in der Haut, welche durch das Wachstum Ihres Bauches und anderer Körperzonen entstehen. Grundsätzlich muss ich leider sagen, dass die Beschaffenheit Ihrer Haut stark beeinflusst, ob Sie solche Streifen bekommen und wie viele. In gewisser Weise können Sie also gar nicht viel machen. Was Sie jedoch sehr wohl machen können, um Ihrem Körper zu helfen, ist ein regelmäßiges Auftragen von Cremes. Diese sollten die Eigenschaft haben, Ihrer Haut Feuchtigkeit zu spenden. Ich selbst kann hierfür Kokosöl

sehr empfehlen. Dies gibt es als Lotion für die Haut und es bewirkt wahre Wunder. Auch kleine Vitamin C und E Kapseln, welche Sie öffnen und anschließend auf Ihrer Haut auftragen, kann ich hier empfehlen. Sie sollten dabei besonders die Stellen des Körpers behandeln, welche während der Schwangerschaft stark beansprucht werden und sich dehnen.

Darüber hinaus ist es sehr wichtig, dass Sie ausreichend Flüssigkeit zu sich nehmen. Sicherlich werden Sie dadurch zwar das Gefühl haben, geradezu ständig auf der Suche nach einer Toilette zu sein. Doch für Haut und Organe des Körpers ist es unabdingbar, gerade während der Schwangerschaft dem Körper ausreichend Flüssigkeit zuzuführen. Ich kann Ihnen sagen, dass die zusätzliche Pflege während der Schwangerschaft zwar nicht immer einfach umzusetzen und auch oftmals lästig war, es sich jedoch absolut lohnt. Gerade ab der 20. Woche, in welcher Sie Ihr Kind bereits spüren, war dies ein besonderes Erlebnis. Ich habe auch oft meinen Partner darum gebeten, meinen Bauch einzucremen. Dadurch wuchs die Bindung zwischen werdendem Vater und ungeborenem Kind zusätzlich an.

Als die Schwangerschaft schon etwas fortgeschrittener war und ich mich in den letzten Schwangerschaftswochen befand wurde die Pflege immer schwieriger. Doch auch davon lies ich mich nicht abschrecken. Ich habe leider trotz häufigem Einölen einige Schwangerschaftsstreifen bekommen, diese tauchten jedoch erst nach der Schwangerschaft auf. Damit will ich Ihnen auch sagen, machen Sie sich nicht zu viele Gedanken. Selbst wenn Ihr Körper nach der Schwangerschaft von einigen Streifen gezeichnet ist, vergessen Sie nie, welches Wunder dieser Körper auf die Welt gebracht hat. Wenn Sie dies nicht aus den Augen verlieren, dann lernen Sie Ihren Körper ganz neu kennen und schätzen seine Leistung. Mir selbst fällt dies manchmal schwer, doch die Schwangerschaft ist wirklich und wahrhaftig ein Wunder der Natur. Dies sollte nie unterschätzt und vergessen werden.

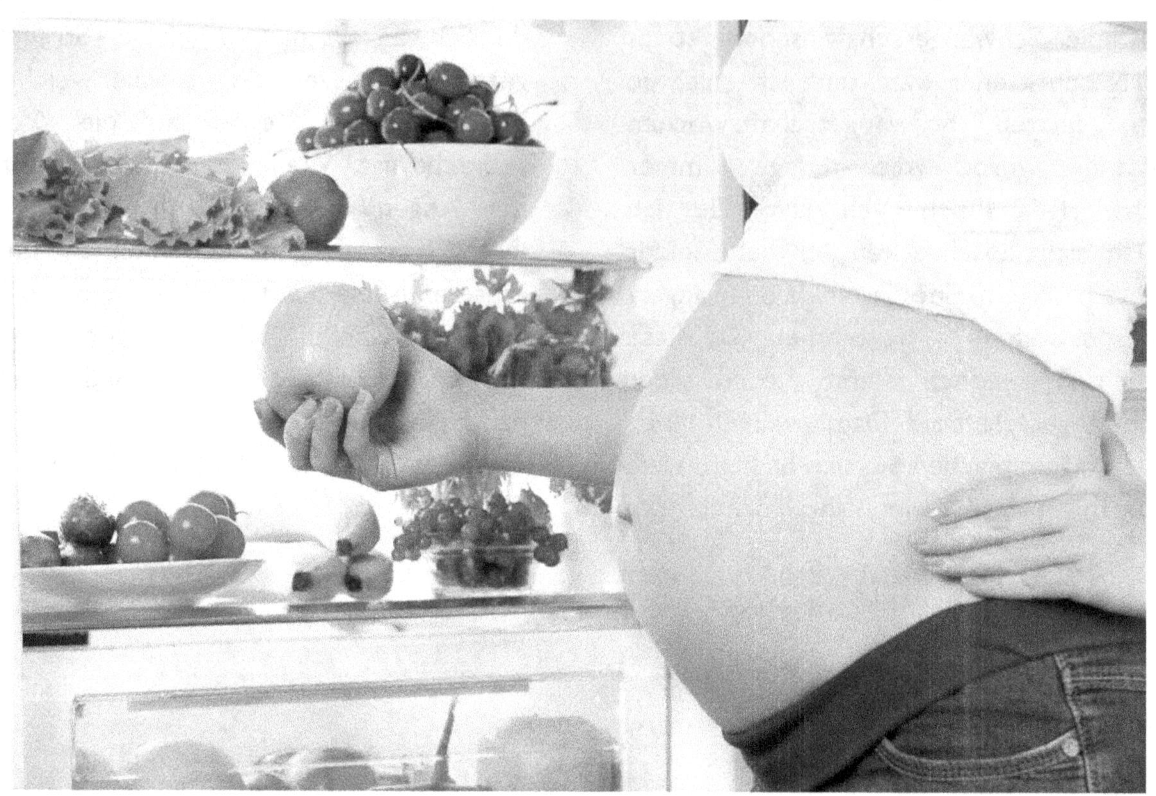

DIE RICHTIGE ERNÄHRUNG

In der heutigen Zeit der Fitness-Moms und Instagram-Models lastet ein enormer Druck auf Müttern und werdenden Müttern. Frauen möchten perfekt aussehen, doch dies trifft besonders während der Schwangerschaft mit einem anderen Phänomen zusammen: den berühmten Schwangerschaftsgelüsten. Manche treffen sie stärker, andere weniger stark. Wie bereits gesagt, eine Schwangerschaft ist von Frau zu Frau und von Fall zu Fall unterschiedlich. Ich selbst habe zwar schon Veränderungen in meinem Essverhalten feststellen können, besonders starken Gelüsten war ich jedoch glücklicherweise nicht ausgeliefert (das traf eher meinen Mann, auch wenn dies für viele sehr komisch und unverständlich klingen mag). Ich hatte in den ersten drei Monaten der Schwangerschaft zwar keine besonders große Übelkeit, dafür jedoch eine starke Abneigung gegenüber Schokolade. Wie gesagt, jede Schwangerschaft ist anders.

Es kann sein, dass Ihnen einige Lebensmittel, welche Sie noch vor kurzer Zeit geliebt haben, nun gar nicht mehr schmecken. Andere Nahrungsmittel hingegen werden Ihnen plötzlich besonders schmackhaft erscheinen.

Versuchen Sie, während der Schwangerschaft ein Gleichgewicht zwischen Genuss und Gesundheit zu finden. Im ersten Moment nimmt diese besondere Zeit den Druck, dem Standard und den gewünschten Körpermaßen entsprechen zu wollen. Sie können Ihren Körper unter Umstandsmode verstecken und außerdem achtet keiner bei einer schwangeren Frau darauf, ob sie nun immer noch so schlank ist wie vor der Schwangerschaft oder vielleicht einige Kilos zugenommen hat. Diese Tatsache in Verbindung mit den Schwangerschaftsgelüsten verführt dazu, sich gehen zu lassen. Bedenken Sie jedoch, die von Ihnen verspeisten Lebensmittel haben direkte Auswirkungen auf Ihre Gesundheit und die Ihres Kindes. Eine ausgewogene Ernährung ist deshalb auch während der Schwangerschaft sehr wichtig. Achten Sie darauf, sich gesund zu ernähren. Weitestgehend unbehandelte Nahrungsmittel zu konsumieren hilft hierbei sehr. Essen Sie nicht zu viel Süßes, denn dies beeinflusst Ihren Blutzuckerspiegel und

den Ihres Kindes ungemein. Bedenken Sie außerdem, dass während der Schwangerschaft ein erhöhtes Risiko für die Erkrankung an Diabetes besteht. Diese Krankheit sollte nicht unterschätzt werden und kann starke negative Auswirkungen auf Ihre Gesundheit und die Gesundheit Ihres ungeborenen Babys haben.

Mit der Einnahme von Eiweiß und Kohlenhydraten helfen Sie Ihrem Baby bei der Entwicklung und Gewichtszunahme. Dies kann besonders dann helfen, wenn Ihr Arzt ein niedriges Gewicht Ihres Kindes festgestellt hat. Auch Ihr Gewicht wird regelmäßig von Ihrem Arzt kontrolliert. Zu Anfang der Schwangerschaft ist die Gewichtszunahme kaum spürbar. Dies verändert sich zum Ende der Schwangerschaft, denn Ihr Kind wächst besonders in den letzten Wochen stark und auch die Plazenta und das Fruchtwasser sorgen für einen deutlichen Anstieg Ihres Körpergewichts. Machen Sie sich deshalb grundsätzlich keine Sorgen, wenn Sie am Anfang keine Veränderung Ihres Körpers wahrnehmen und diese mit Fortschritt der Schwangerschaft deutlich ansteigen. Auch Wassereinlagerungen können die Ursache für eine rapide Gewichtszunahme sein.

Zusammenfassend kann man nun folgendes sagen: Ein Gleichgewicht ist auch während der Schwangerschaft sehr wichtig. Selbstverständlich können Sie sich selbst in dieser besonderen Zeit etwas verwöhnen und Ihren Gelüsten nachgeben. Sie sollten jedoch darauf achten, ausreichend Nährstoffe zu sich zu nehmen, um Ihren Körper und den Ihres Kindes durch geeignete Ernährung während der Schwangerschaft zu unterstützen. Eine strikte Diät bietet sich grundsätzlich in einer Schwangerschaft nicht unbedingt an. Wenn Sie hierfür einen bestimmten Grund haben, dann ist jedoch nichts dagegen auszusetzen. Sie sollten hierbei eng mit Ihrem Arzt und einem Ernährungsexperten zusammenarbeiten, um Ihre Gesundheit und die Ihres Kindes in keiner Weise zu gefährden. Mit dem richtigen Fingerspitzengefühl und der entsprechenden Disziplin kann jedoch auch eine Diät oder bestimmte Ernährungsweise während der Schwangerschaft beibehalten werden.

Viele Ärzte sind von vegetarischer oder veganer Ernährung während der Schwangerschaft nicht begeistert. Doch Studien haben gezeigt, dass tierische Fette für die Entwicklung des Babys nicht unbedingt absolut notwendig sind. Bedenken Sie hierbei nur, dass es ab jetzt

nicht mehr nur um Ihr eigenes Wohlbefinden geht. Die Gesundheit Ihres Babys steht nun ebenfalls im Vordergrund. Achten Sie deshalb auf eine besonders ausgewogene Ernährung und ausreichend Eiweißquellen. Sie sollten außerdem mit Ihrem Arzt Absprache halten, um bei Untersuchungen herauszufinden, ob Ihr Körper Ihr Baby ausreichend mit Nährstoffen versorgt und die Entwicklung Ihres Kindes optimal vorangeht.

Auch eine kohlenhydratarme Ernährung lässt sich während der Schwangerschaft bei regelmäßiger Kontrolle durchführen. Ich habe zu diesem Thema passende Bücher mit tollen Rezepten gelesen, welche ich Ihnen nur ans Herz legen kann. Selbstverständlich sollten Sie auch hier Absprache mit Ihrem Arzt halten, um zu erfahren, ob Ihr Körper den Strapazen einer eingeschränkten Ernährung während der Schwangerschaft gewachsen ist und keine Risiken aus dieser Ernährungsweise hervorgehen.

Bedenken Sie außerdem, wenn Sie während der Schwangerschaft viel Gewicht zunehmen, dann wird es Ihnen gegebenenfalls schwerer fallen, dies nach der Geburt Ihres Kindes wieder loszuwerden. Ich kann aus eigener Erfahrung sagen, dass es sehr viel

Disziplin erfordert, nach der Schwangerschaft mit einem strikten Sportplan und Diät wieder in Form zu kommen. Es lohnt sich deshalb, während der Schwangerschaft auf die richtige Ernährung zu achten und gar nicht erst unnötiges Gewicht zuzunehmen. Darüber hinaus erschwert ein hohes Gewicht unter Umständen den Geburtsprozess Ihres Babys und kann negative gesundheitliche Folgen mit sich führen.

Doch hören Sie hierbei immer auf Ihre eigenen Bedürfnisse und beachten Sie Ihr Wohlbefinden und Ihr Bauchgefühl. Sie selbst werden merken, was Ihr Körper benötigt, was Ihnen in Momenten der wallenden Schwangerschaftshormone Beruhigung verschafft und Ihnen ein Lächeln ins Gesicht zaubert. Auch auf Ihre innere Stimme sollten Sie hören. Die Schwangerschaft ist eine so besondere Zeit und es wäre schade, sie mit unnötigem Stress und Unzufriedenheit kaputt zu machen. Deshalb finden Sie Ihr eigenes Gleichgewicht, gehen Sie nicht zu hart mit sich selbst ins Gericht und genießen Sie diese Monate.

Was jedoch sehr wichtig ist: Auch wenn Sie in den ersten Monaten an starker Übelkeit leiden und sich nicht vorstellen können, etwas bei sich zu behalten.

Achten Sie darauf, dass Sie sich ausgewogen ernähren und Ihr Körper ausreichende Nährstoffe zu sich nimmt. Falls Sie sich schlecht fühlen und schon einige Tage nacheinander kaum essen konnten, dann sollten Sie sich unverzüglich mit Ihrem Arzt in Verbindung setzen. Auf die Einnahme von ausreichend Flüssigkeit müssen Sie hierbei unbedingt achten. Dehydratation während der Schwangerschaft kann sowohl für Ihre eigene, als auch für die Gesundheit Ihres Babys einschneidende Auswirkungen haben. Sie können jedoch nicht einfach ohne Absprache mit Ihrem Arzt bestimmte Flüssigkeiten zu sich nehmen. Im Falle starker Übelkeit gibt es verschiedene Medikamente, welche Sie einnehmen können. Besprechen Sie dies am besten mit Ihrem Arzt.

Sie können ebenfalls versuchen, die Übelkeit mit Hilfe natürlicher Mittel einzudämmen. Mir selbst hat es geholfen, direkt nach dem Aufwachen am Morgen einen salzigen Keks zu essen und einen kleinen Schluck Wasser zu trinken. Probieren Sie verschiedene Lebensmittel aus und halten Sie sich an diese, wenn Sie von Brechreiz geplagt werden. Im nächsten Kapitel finden Sie eine Liste an verbotenen Lebensmitteln, auf die Sie dabei unbedingt verzichten sollten.

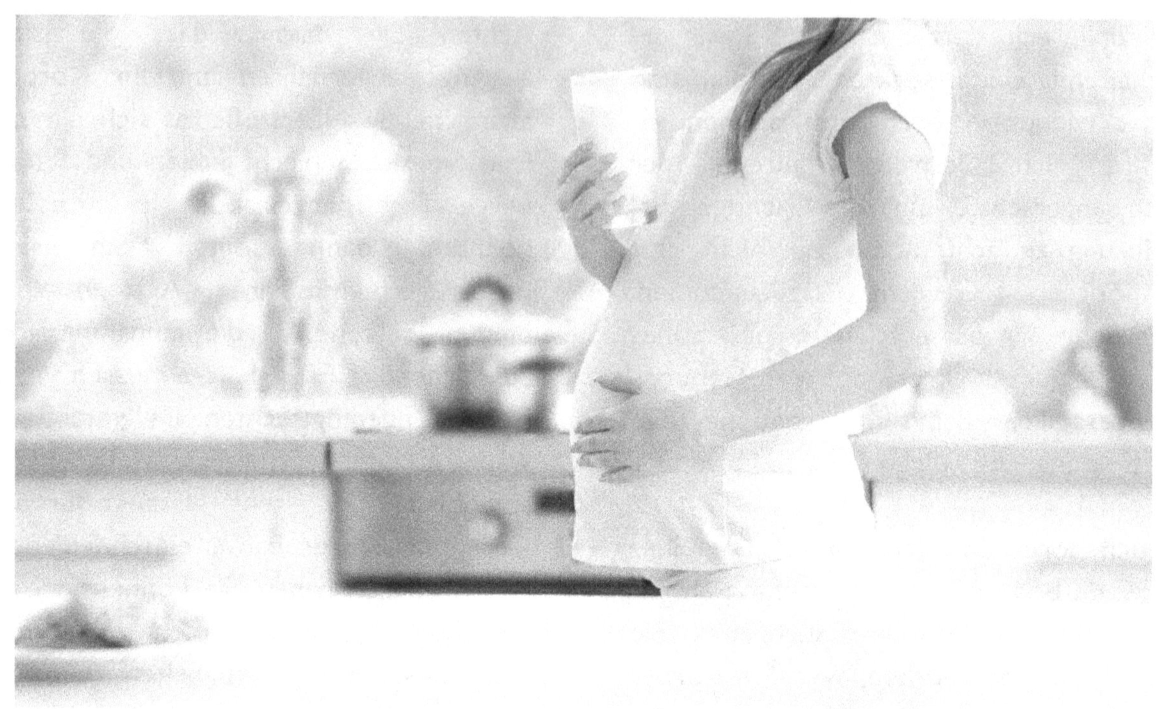

VERBOTENE LEBENSMITTEL

Auch wenn Sie sich während Ihrer Schwangerschaft viel mit Ihrer Ernährung beschäftigen und vielleicht einige sehr spezielle Gelüste haben, um einige Lebensmittel sollten Sie einen großen Bogen machen. Grundsätzlich versteht sich selbstverständlich, dass Alkohol, Zigaretten und andere Rauschmittel während der Schwangerschaft (und auch während der späteren Stillzeit) ein absolutes Tabu sind. Es gibt jedoch auch noch einige andere Lebensmittel, welche Sie in dieser besonderen Zeit nicht zu sich nehmen sollten. Dazu gehören grundsätzlich rohe oder nicht gründlich gereinigte Nahrungsmittel. Damit Sie einen schnelleren Überblick erhalten, folgt eine Liste der nicht geeigneten Lebensmittel in der Schwangerschaft:

• Getränke: Alkohol, Cola, Energy Drinks, Schwarzer Tee, Kakao, frische Früchtesäfte an Verkaufsständen, Kaffee (nicht mehr als 2 Tassen täglich)

• Fisch: roher Fisch (Sushi), kalt geräucherter Fisch, eingelegter Fisch

- Eiprodukte: selbstgemachte Soßen wie Mayonnaisen, Getränke mit rohem Ei, Süßspeisen mit nicht ausreichend gegartem Ei

- Gemüse und Früchte: nicht gewaschenes Gemüse oder Obst, fertig verpackte Salate, nicht gegarte Sprossen und Keime (Gemüse immer ausreichend waschen und bei Bedarf mit Essig säubern, um die Keime zu ersticken)

- Milchprodukte: Camembert, Rohmilch Mozzarella, Edelpilzkäse (Produkte mit Rohmilch müssen hier als solche ausgezeichnet werden)

- Fleischprodukte: nicht gegartes Fleisch, Mett, Teewurst, roher Schinken, Salami, Tartar, usw.

- Andere: Gerichte und Lebensmittel aus offenen Theken bzw. fertig belegte Brötchen, kalte Salate, usw.

Um gesundheitliche Problem und Infekte zu verhindern, sollten Sie nach Möglichkeit nur an bekannten Orten essen oder Ihr Essen selbst zubereiten. Bei einer Infektion durch Keime aus Lebensmitteln läuft Ihr Baby ein hohes Risiko, an einer Gehirninfektion zu erkranken, welche schlimme Folgen mit sich führen kann. In einigen Fällen führen die Infektionen sogar zu Behinderungen der Gehirnentwicklung Ihres kleinen Babys. Wir reden also nicht von ungefährlichen oder belanglosen Folgen bei Verstoß gegen diese Richtlinien und Verzehr verbotener Lebensmittel. Bedenken Sie dies, bevor Sie Gerichte zu sich nehmen, bei welchen Sie nicht zu 100 Prozent sicher sind und verzichten Sie lieber in dieser wichtigen Zeit. Nach der Schwangerschaft können Sie diese Lebensmittel wieder ohne gesundheitliche Risiken zu sich nehmen. Nutzen Sie Ihre Schwangerschaft, um die Freude auf diese Nahrungsmittel zu steigern. Vorfreude ist ja bekanntermaßen die größte Freude.

Diese Einschränkungen klingen vielleicht auf den ersten Blick gravierend und bestimmt haben Sie während Ihrer Schwangerschaft oft Gelüste, welche auf Grund dieser verbotenen Lebensmittel nicht ausgelebt werden können. Doch führen Sie sich immer vor Augen, Sie möchten Ihr Baby gesund auf die Welt bringen und alles in Ihrer Macht stehende tun, um dem Kind einen perfekten Start in sein Leben zu schenken. Mit diesem Ziel vor Augen wird es Ihnen sicherlich weniger schwer fallen, den Versuchungen erfolgreich zu widerstehen.

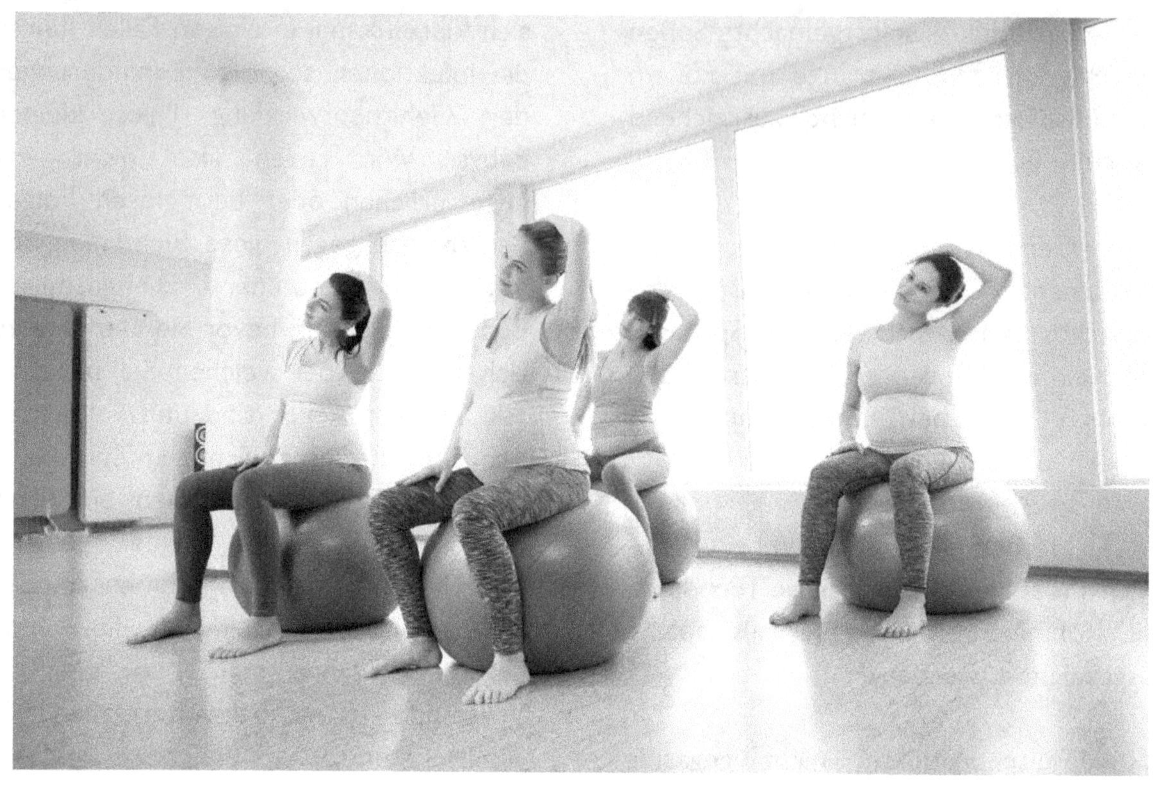

SPORT FÜR SCHWANGERE

Kommen wir nun zu einem Thema, welches viele werdende Mütter stark beschäftigt. Sport ist grundsätzlich einmal nicht verboten während der Schwangerschaft. Sie müssen sich jedoch auf die Veränderungen Ihres Körpers einstellen und außerdem bedenken, dass einige Sportarten mit einem hohen Verletzungsrisiko einhergehen. Ich kann Ihnen auch hier empfehlen, regelmäßige Absprache mit Ihrem Arzt zu halten, welche Sportarten Sie ausüben können und worauf Sie bei der jeweiligen achten müssen. Es ist in jedem Fall von Vorteil, mit einer gesunden Fitness in die Schwangerschaft zu starten.

Sie werden sich zu Anfang der Schwangerschaft oft müde fühlen, da Ihr Körper mit verschiedensten Hormonen zu kämpfen hat und sich schon vom ersten Tag der Schwangerschaft auf die bevorstehende Geburt vorbereitet. Sie werden somit einige Veränderungen an sich feststellen. Die Kondition und Fitness Ihres Körpers helfen Ihnen, sich in dieser turbulenten Zeit im Gleichgewicht mit sich selbst zu fühlen. Körperliche und geistige Gesundheit sind in der Schwangerschaft sehr wichtig. Sie sollten jedoch darauf achten, dass Sie besonders in den ersten Wochen keine schweren Gegenstände tragen. Dies gilt für den Alltag, selbstverständlich jedoch auch für Ihren Sport. Gewichtheben und Stemmen ist deshalb absolut nicht empfehlenswert.

Wenn Sie gerne laufen, joggen oder wandern gehen, ist nach korrekter Einnistung des Embryos nichts dagegen einzuwenden. Die frische Luft und die Natur können für Körper und Geist sehr erholsam sein. Wenn Sie ein Pferd besitzen oder regelmäßig reiten, können Sie auch dies weiterhin tun. Viele werdende Mütter berichten über die muskelentspannenden Bewegungen und die Entspannung nach dem Reiten. Sie müssen jedoch bedenken, dass der Pferdesport nicht ganz ungefährlich ist. Ein Sturz kann besonders während der Schwangerschaft schlimme Folgen haben. Ein Knochenbruch könnte sich ver-

komplizieren und ein falscher Sturz Ihr noch ungeborenes Baby gefährden. Versuchen Sie deshalb, mit einem absolut vertrauenswürdigen Pferd zu arbeiten oder sich auf Übungen zu beschränken, welche Sie nicht in Gefahr bringen.

Schwimmen können Sie auch während der Schwangerschaft. Hören Sie dabei immer auf Ihren Körper und verlangen Sie sich nicht zu viel ab. In den ersten Wochen sollten Sie vor allem darauf achten, keine ruckartigen Bewegungen zu machen und sich nicht überanzustrengen. Außerdem können die Bakterien in öffentlichen Schwimmbädern eine Infektion herbeiführen, sodass Sie auch hier sehr vorsichtig vorgehen müssen.

Sportarten wie Gymnastik und Yoga helfen dem Körper, sich auf das Gewicht in der Schwangerschaft vorzubereiten und die Muskeln zu entspannen. Die meditativen Vorgänge, welche während des Yoga von statten gehen, helfen außerdem bei der Entspannung der Seele. Sie können sich auf diese Weise während der gesamten Schwangerschaft aktiv und schonend auf die Geburt Ihres Babys vorbereiten. Denn auch während des Geburtsprozesses werden korrekt aufgebaute Muskeln und gedehnte Sehnen einen deutlichen Vorteil bemerkbar machen.

Sie sehen, vor Sport in der Schwangerschaft brauchen Sie keine Angst zu haben. Dennoch sollten Sie immer mit Ihrem Arzt besprechen, welche Sportart sich für Ihren Körper besonders gut eignet. So umgehen Sie die Steigerung von Gefahren und können sich sicher sein, dass Sie Risiken für sich und Ihr Kind möglichst gering halten.

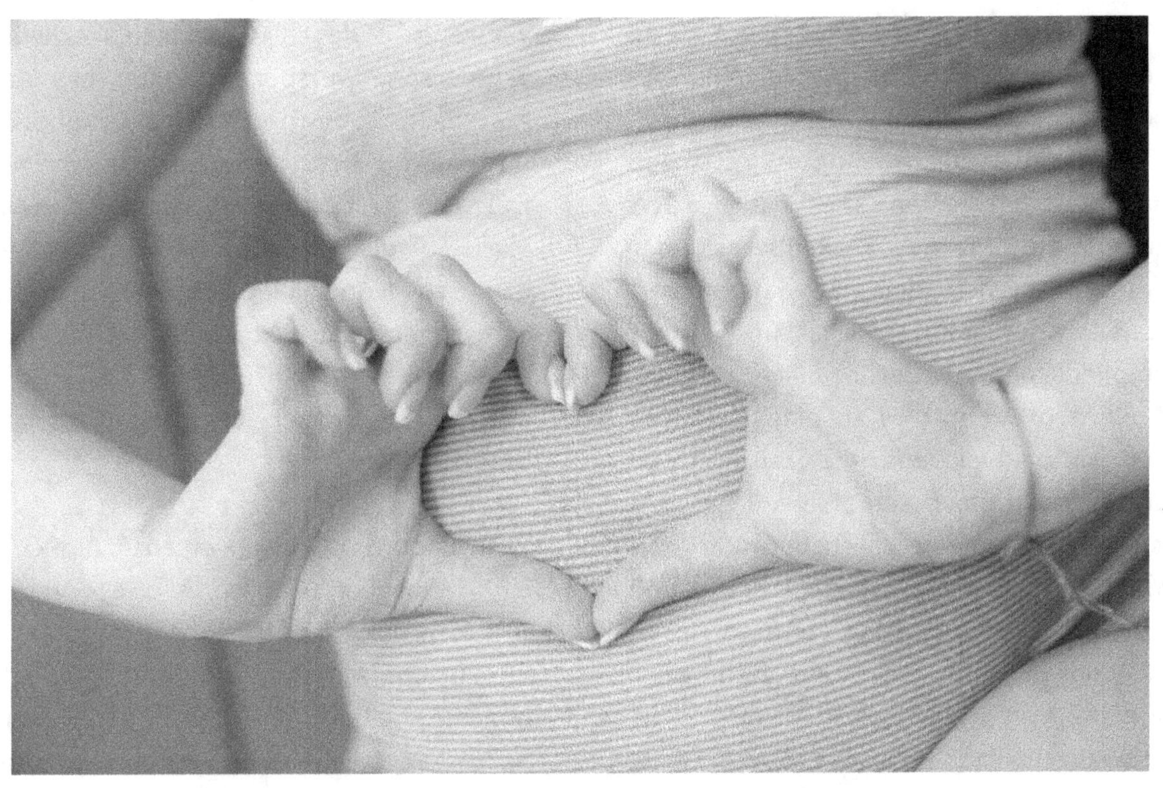

SEX WÄHREND DER SCHWANGERSCHAFT

Kommen wir nun zu einem sehr persönlichen Thema, dem Geschlechtsverkehr in der Schwangerschaft. Es gibt besonders auf diesem Gebiet eine große Anzahl an Ängsten seitens der werdenden Eltern und auch Mythen haben sich mit der Zeit immer mehr verbreitet. Ich hoffe, dass ich in diesem Kapitel viele Ihrer Fragen beantworten und Ihnen somit insgesamt ein besseres Gefühl geben kann. Wie auch beim Sport ist grundsätzlich nichts verboten in der Schwangerschaft. Sie und Ihr Partner können dabei auch weiterhin Schäferstündchen abhalten.

Wenn Sie als Frau besonders zu Beginn Ihrer Schwangerschaft eine deutlich verminderte Libido feststellen, dann machen Sie sich keine Sorgen. Ihr Körper muss sich erst auf die neuen Hormone einstellen sowie mit Übelkeit und

Müdigkeit fertig werden. Ist diese anfängliche Zeit voller Umstellungen vorüber, haben die meisten schwangeren Frauen ein deutlich erhöhtes Verlangen nach Ihrem Liebsten. Dies hängt damit zusammen, dass der Beckenbereich der Frau während der Schwangerschaft stärker durchblutet wird und somit empfindlicher auf Berührungen reagiert. Außerdem kommt es zu einer höheren Lubrikation, welche für die Frau während des Geschlechtsverkehrs sehr angenehm ist. Männer hingegen haben oft mit Voranschreiten der Schwangerschaft und wachsendem Bauch ihrer Liebsten Angst, dass ungeborene Kind zu verletzen oder sonst in irgendeiner Weise die Schwangerschaft zu stören. Diese Angst kann dazu führen, dass Sie weniger oft den Geschlechtsverkehr und die Nähe ihrer Partner suchen und sich mit viel Vorsicht zurückziehen.

Dabei ist Sex auch während der Schwangerschaft etwas ganz natürliches. Sie sollten sich jedoch auch hier von Ihrem Arzt beraten lassen. Es kann in einigen Fällen aus gesundheitlichen Gründen vom Arzt ein Verbot ausgehängt werden. Dies sollten Sie einhalten, denn das Wohl Ihres Kindes geht in der Schwangerschaft selbstverständlich vor und sollte in keiner Situation gefährdet werden. Wenn Sie während des Geschlechtsverkehrs Schmerzen verspüren oder es zu Blutungen kommt, sollten Sie aufhören und einen Arzt aufsuchen. In einigen Fällen reagiert der weibliche Körper sehr stark auf die sexuellen Einflüsse und es kann zu Komplikationen während der Schwangerschaft kommen. Dies ist jedoch nicht sehr häufig der Fall, sodass Sie sich normalerweise nicht sorgen brauchen.

Zum Ende der Schwangerschaft hin kann ein weiblicher Orgasmus die Wehen einleiten, sodass manche Paare den Geschlechtsverkehr bewusst gebrauchen, um die Geburt des Babys einzuleiten. Sollte dies nicht Ihre Absicht sein, so seien Sie besonders einige Tage vor dem errechneten Geburtstermin Ihres Kindes sehr vorsichtig und zärtlich in Ihren Bewegungen. Ansonsten spricht jedoch nichts gegen Sex bis zum letzten Tag vor der Geburt.

Selbstverständlich müssen Sie es, wie auch beim Sport, in der Schwangerschaft etwas sanfter angehen. Seien Sie liebevoll und vorsichtig, hören Sie auf Ihre innere Stimme und gehen Sie nur soweit, wie Ihr Körper es Ihnen erlaubt. Das Wohl des Kindes und Ihr eigenes gehen in diesen Situationen vor und es kann schon einmal passieren, dass Sie sich in einer

Position nicht mehr so wohlfühlen und eine Unterbrechung hier sinnvoll sein kann. Versuchen Sie, viel mit Ihrem Partner zu sprechen, damit von keiner Seite aus Gefühle der Angst, des Unwohlseins oder Zurückweisung aufkommen.

Im folgenden Teil möchte ich ein paar Mythen aus dem Weg schaffen, welche Ihnen vielleicht auch schon zu Ohren gekommen sind und welche Sie und Ihren Partner verunsichern könnten.

• die Penetration durch den Mann kann das Baby verletzen: Dies ist nicht möglich, da der Gebärmuttermund geschlossen ist und sich das Baby dadurch von der Außenwelt geschützt in der Gebärmutter befindet.

• Sex während der Schwangerschaft kann zu häufigen Infektionen führen: Die meisten Infektionen werden durch einen schlechten pH-Wert der Mutter verursacht und haben keinen direkten Zusammenhang mit Geschlechtsverkehr. Das Baby befindet sich in der Gebärmutter und die Fruchtblase schützt vor dem Eindringen von Keimen aus der Außenwelt.

• Die Bewegungen während des Geschlechtsverkehrs stören und erschrecken das Kind: Dies ist nicht der Fall. Das Baby wird gut geschützt und das Fruchtwasser dämmt die Bewegungen, sodass es lediglich ein leichtes Schaukeln empfindet, welches sogar angenehm für das Baby sein kann.

• Grundsätzlich lässt sich sagen, dass die werdende Mutter durch regelmäßigen Geschlechtsverkehr auch während der Schwangerschaft Entspannung findet und sich diese ebenfalls positiv auf das Baby auswirkt.

Sie sehen, es spricht nichts gegen ein Schäferstündchen mit Ihrem Liebsten. Sie sollten dabei jedoch stets auf Ihr Wohlbefinden achten und keine allzu anstrengenden Bewegungen machen. Falls Sie trotzdem Ängste haben oder sich Sorgen machen, sprechen Sie Ihren Arzt an und stellen Sie Ihm die Fragen, welche Sie beschäftigen. Bedenken Sie jedoch, dass auch Ärzte heutzutage noch einigen Aberglauben in sich tragen und scheuen Sie deshalb nicht davor zurück, Ihren Arzt um eine medizinische Erklärung zu bitten.

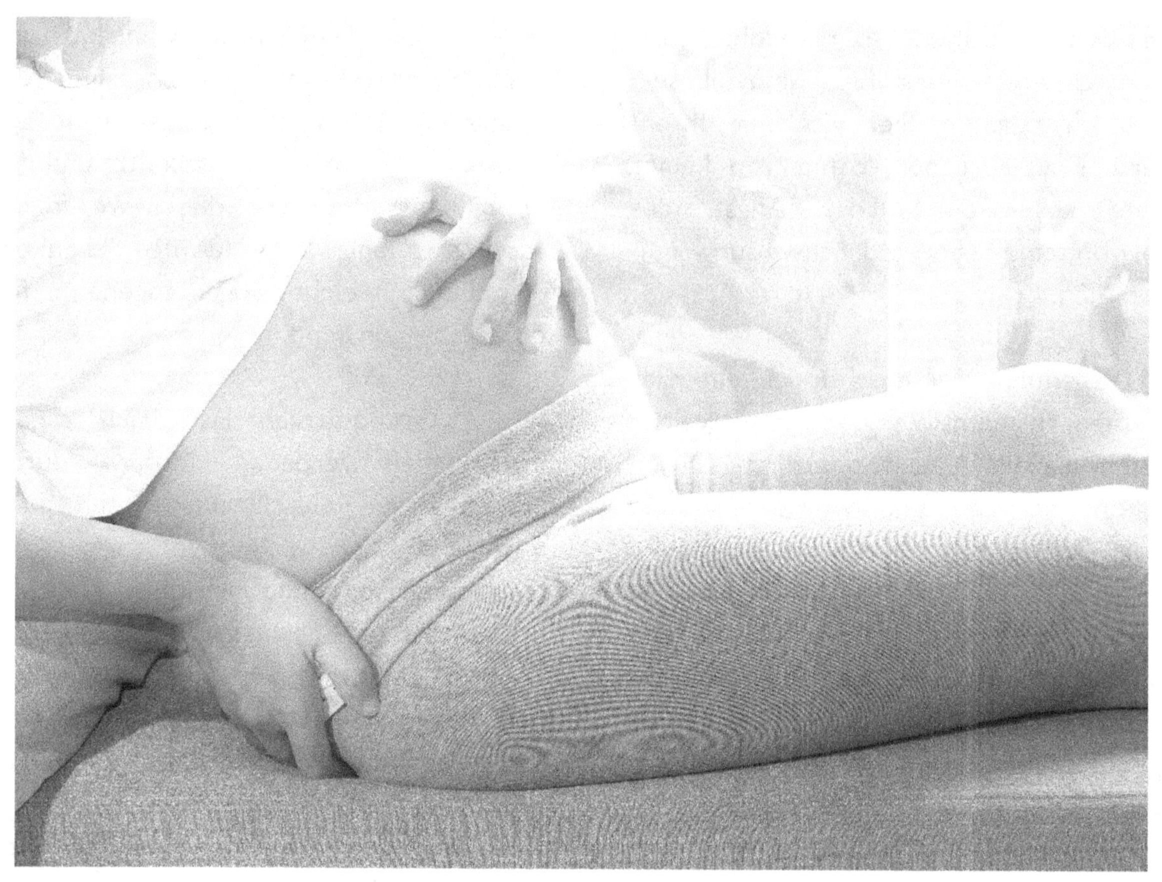

UMGANG MIT PSYCHISCHEN BELASTUNGEN

Die Schwangerschaft ist immer eine aufregende Zeit. Es kommt so viel Neues auf Sie zu, Sie sind ganz neuen Eindrücken und Gefühlen ausgesetzt. Hinzu kommt die nahezu endlose Liste an Dingen, die passieren könnten. Ängste schleichen sich in den Vordergrund und überschatten häufig diese eigentlich so besondere und besinnliche Zeit. Viele

Sorgen und Gedanken schleichen sich zu Anfang ganz unbewusst ein und wachsen dann mit der Zeit, bis sie sich zu wahren Schreckensmonstern entwickeln. Oft fängt es bei Kleinigkeiten an. Viele Mütter berichten davon, dass sie von Termin zu Termin beim Gynäkologen Angst hatten, dass kleine Herz könnte nicht mehr schlagen. Auch mir ist dies oft wiederfahren. Selbst wenn der Arzt bei der letzten Untersuchung vollkommen zufrieden war und absolut keine Komplikationen feststellen konnte, so stellte sich mir doch jedes Mal aufs neue während meiner Zeit im Wartezimmer die Frage „Was, wenn doch etwas passiert ist?". Meine Kehle schnürte sich zu, mein Herz raste und mir wurde übel bei dem Gedanken, meinem kleinen Kind könnte etwas furchtbares zustoßen. Glücklicherweise wurden diese schrecklichen Vorahnungen nie bestätigt.

Auch Ihnen werden sicherlich in so mancher schlaflosen Nacht solche Ängste kommen. Seien Sie jedoch unbesorgt. Versuchen Sie sich auf etwas Positives zu konzentrieren und negative Gedanken auszuschalten. Selbstverständlich klingt dieser Ratschlag einfacher umzusetzen, als er tatsächlich ist. Das Wohl des Kindes steht für eine werdende Mutter zu jeder Zeit im Vordergrund und wir können uns gar nicht ausmalen, was im Herzen einer Mutter vor sich geht, welche ein schlechtes Gefühl hat und um die Gesundheit ihres Kleinen bangt. Sie dürfen jedoch nicht vergessen, dass sich das Wohlbefinden der Mutter augenblicklich auf das Kind auswirkt. Wenn Sie also besorgt sind und in Stress verfallen, so hat auch dies direkte negative Auswirkungen auf das Wohl-

befinden Ihres kleinen Babys. Es ist deshalb von großer Wichtigkeit, dass Sie sich in Meditation üben und aktiv an Ihrer psychischen Stabilität arbeiten. Ich kann Ihnen garantieren, solange Sie selbst die Dinge um Sie herum mit Ruhe betrachten und sich nicht aus dem Gleichgewicht bringen lassen, wird auch das Kind unter Ihrem Herzen diese Stabilität und Ruhe spüren. Dies ist sehr wichtig für das seelische Wohlbefinden Ihres Kleinen.

Aus diesem Grund ist es sehr wichtig, dass Sie auch Ihrem Umfeld mitteilen, welche Neuigkeiten und Nachrichten Sie in Aufruhr versetzen. Versuchen Sie, in Harmonie mit Ihrem Partner und Ihrem sozialen Umfeld zu leben, sodass Sie so viel Zeit wie möglich entspannt und zufrieden verbringen. Selbstverständlich ist dies nicht immer möglich, es wird auch während einer Schwangerschaft unerwartete oder erschütternde Neuigkeiten geben und auch während einer Schwangerschaft werden Sie sich mit Ihrem Partner streiten. Doch stellen Sie hierfür klare Regeln auf. Sie und Ihr Mann sind sich einig, dass das Wohl Ihres ungeborenen Kindes zu jeder Zeit im Vordergrund steht. Versuchen Sie deshalb, mit gewissen Regeln und Grenzen zu diskutieren und diese nicht zu überschreiten. Selbstverständlich sind wir alle nur Menschen und können unsere Taten nicht zu 100 Prozent steuern und in jeder Minute eine kontrollierte Reaktion garantieren. Doch wenn wir ein bestimmtes Ziel vor Augen haben und dieses uns sehr wichtig ist, wird uns ein angebrachtes Verhalten, welches dem Kind nicht schadet, deutlich leichter fallen.

Versuchen Sie, egal wie anstrengend der Tag für Sie und Ihr kleines Baby war, nachts ausreichend Schlaf zu bekommen und morgens erholt in den Tag zu starten. Der richtige Schlaf ist zwar für jeden Menschen eigentlich unabdingbar, in vielen Fällen stellen wir ihn jedoch hinter andere Aktivitäten und unterschätzen die negativen Folgen von Schlafmangel. Besonders während der Schwangerschaft sollten Sie deshalb darauf achten, einen regelmäßigen Schlafrhythmus aufzubauen und beizubehalten. Der Körper einer jeden Frau wird während der Schwangerschaft und in den Monaten nach der Geburt des Babys sehr stark strapaziert. Nur durch die richtige Menge an Schlaf kann der Körper diese Leistung erbringen. Auch Stress wird während des Schlafens abgebaut, sodass Sie und Ihr Kind zur Ruhe kommen und Erholung finden können.

Darüber hinaus kann es jedoch passieren, dass Sie alles in Ihrer Macht stehende tun, um das Wohlbefinden Ihres Kindes zu garantieren und Sie trotz allen Vorsichtsmaßnahmen eine schlechte Nachricht heimsucht. Wenn diese Nachricht nicht in direktem Zusammenhang zu Ihrem Kind steht, dann sollten Sie versuchen, zur Ruhe zu kommen, sich von der Außenwelt abzukapseln und mit Hilfe von meditativen Übungen in Ihren eigenen Mittelpunkt zu gelangen. Ihr Lieblingslied, Lieblingsessen oder ein besonderer Platz, welcher Ihnen Vertrauen einflößt, kann Ihnen bei dieser Entspannung helfen.

Hat diese schlechte Nachricht direkt mit Ihrem Kind zu tun, so trifft sie die werdende Mutter und den Vater des Ungeborenen sehr schlimm. Es ist absolut verständlich, wenn Sie Ihr inneres Gleichgewicht verlieren, in Tränen ausbrechen und erst einmal nicht weiter wissen. Es stellt sich Ihnen die Frage nach dem Warum. „Warum gerade wir?", welche ein Arzt leider in den meisten Fällen nicht zufriedenstellend beantworten kann. Egal, um welchen Befund es sich handelt, lassen Sie sich Zeit, sich mit der Nachricht auseinanderzusetzen und sie zu verdauen. Versuchen Sie, besonders in dieser schweren Zeit noch enger mit Ihrem

Partner zusammen zu rücken und diese Hürde zu nehmen. Wie ich bereits zu Anfang des Buches schrieb, enden 25 Prozent aller Schwangerschaften in einem frühen Abbruch. Wenn Sie davon ausgehen, dass jede Frau im Durchschnitt 2 Kinder bekommt, so erfährt jede zweite Frau einen frühzeitigen Schwangerschaftsabbruch. Hinzu kommt, dass es sich hierbei in der heutigen Zeit um ein absolutes Tabuthema handelt.

Denn wenn Sie bedenken, dass ein Viertel der Schwangerschaften frühzeitig enden, wird Ihnen sicherlich auffallen, dass Sie in Ihrem Freundschaftskreis und Ihrer Familie nur über sehr wenige Fälle oder vielleicht überhaupt keinen Fall Bescheid wissen. Entweder haben Sie also das große Glück und Ihr soziales Umfeld wurde von diesen schrecklichen Ereignissen verschont oder aber, und dies ist wahrscheinlicher, es wird nicht darüber gesprochen. Wenn Sie und Ihr Partner davon erfahren sollten, dass das kleine Herz Ihres Kindes aufgehört hat zu schlagen, dann werden Sie im ersten Moment nicht wissen, wo Sie Zuflucht finden können, um diese Nachricht zu verkraften. Versuchen Sie, sich mit dieser Neuigkeit nicht zu verstecken oder zurückzuziehen, sondern als Paar noch näher zusammen zu rücken und sich einem geliebten Menschen anzu-

vertrauen. Wenn Sie mit Ihrem Arzt ein sehr vertrauensvolles Verhältnis haben, dann wird auch er sich mit Ihnen näher beschäftigen und versuchen, Sie schonend auf die darauf folgenden Prozesse vorzubereiten.

Dennoch kann es auch passieren, dass das Arztpersonal oder Personal in Krankenhäusern Ihnen nicht die Zeit und das Verständnis entgegenbringen, welches Sie in Ihrer Lage und Situation eigentlich benötigen würden. Versuchen Sie deshalb, einen Menschen Ihres Vertrauens bei sich zu haben, auf welchen Sie sich stützen können. Dies können beispielsweise Ihr Partner, Ihre Mutter oder Ihre beste Freundin sein. Zögern Sie nicht, diese für Sie so besondere Person an Ihrem inneren Chaos und Ihren Ängsten teilhaben zu lassen. Eine verhängnisvolle Nachricht im Zusammenhang mit Ihrem Kind ist für jede werdende Mutter das Schlimmste, was passieren kann. Es wird eine lange Zeit dauern, bis Sie dieses Ereignis verkraftet haben und Sie werden es Ihr Leben lang in Ihrem Herzen tragen. Versuchen Sie, professionelle Hilfe zu bekommen, wenn Sie dies für hilfreich erachten und Sie den Genesungsprozess auf diese Weise voranbringen.

Es kann Ihnen auch passieren, dass die Schwangerschaft zwar nicht abbricht, es jedoch gesundheitliche Risiken oder Probleme mit Ihrem kleinen Baby gibt. Ich selbst habe, nachdem der Herzschlag unseres Kindes bei einer Untersuchung sehr unstetig war, die Diagnose bekommen, dass die Nabelschnur unseres kleinen Mannes um den Hals geschlungen war. Diese Nachricht und die damit einhergehenden Untersuchungen und Sorgen haben meine Nerven auf das Äußerste strapaziert. Auch wenn die Gesundheit des Kindes letztendlich nicht gefährdet war und alles gut ausging, ich werde mich mein Leben lang an dieses Gefühl des Schreckens erinnern können. Es hat mir in diesem Moment sehr geholfen, dass ich eine enge Bindung zu meiner Ärztin aufgebaut hatte und darüber hinaus meine Vertrauensperson an meiner Seite zu haben wusste.

Auch Nachrichten über Fehlstellungen der Extremitäten oder andere gesundheitliche Probleme lassen die werdenden Eltern in Angst verfallen und treiben Tränen in die Augen. Ich kann Ihnen deshalb ans Herz legen: Suchen Sie mehrere Ärzte auf, um eine vertrauenswürdige Diagnose erhalten zu können. Haben Sie die Person an Ihrer Seite, welcher Sie vertrauen und welche

Sie in einem solchen Moment von Angst befreien kann und Ihnen dabei hilft, ruhiger an die Dinge herangehen zu können. Lassen Sie sich außerdem Zeit, wenn eine Entscheidung Ihrerseits erforderlich ist. Ich kann Ihnen auch hier eine Anekdote aus dem Leben einer guten Freundin mit auf den Weg geben. Sie war mit ihrem zweiten Kind schwanger, bei einer Routineuntersuchung stellte der behandelnde Arzt fest, dass das ihr Baby eine Fehlstellung der Füße hatte. Der Arzt teilte Ihr die Diagnose sehr unbedacht mit und bemerkte weiterhin, dass sie über eine Abtreibung nachdenken sollte, da diese Fehlstellung auf eine geistige Behinderung hindeuten könnte.

Meine Freundin selbst war nach dieser Nachricht aufgelöst, fühlte sich von dem Arzt nicht mit dem nötigen Feingefühl behandelt und benötigte einige Zeit, um sich von diesem Schock zu erholen. Sie entschied sich mit ihrem Mann zusammen gegen einen Schwangerschaftsabbruch, das Kind kam zur Welt und die Fehlstellung der Füße konnte mit einem chirurgischen Eingriff relativ problemlos behandelt werden. Ich möchte Ihnen mit diesem Beispiel deutlich machen, dass auch Ärzte sich durchaus mit ihrer Diagnose täuschen können und nicht immer richtig liegen.

Darüber hinaus möchte ich zeigen, dass Sie sich Zeit lassen sollten, um eine Entscheidung zu treffen, da Sie diese mit Ihren Grundsätzen und Prinzipien vertreten werden müssen und es sich um eine Entscheidung handelt, welche Sie für den Rest Ihres Lebens begleiten wird.

Wenn Sie bei einer der Untersuchungen die Diagnose erhalten, dass Ihr Kind mit großer Wahrscheinlichkeit an einer geistigen Erkrankung leiden wird, so nehmen Sie sich die Zeit, sich mit den Tatsachen auseinanderzusetzen und eine Entscheidung zu treffen, mit der Sie und Ihr Partner ein Leben lang einverstanden sind. Es lastet jedem werdenden Elternpaar schwer auf den Schultern, eine unerwartete Neuigkeit im Zusammenhang mit ihrem geliebten Baby zu erhalten. Es ist deshalb nicht einfach, ein seelisches Gleichgewicht während der gesamten Schwangerschaft zu garantieren. Doch versuchen Sie es täglich, denn es ist die Mühe wert. Sie werden merken, mit Fortschreiten der Schwangerschaft wird Ihr Körper täglich stärker strapaziert, Sie müssen sich psychisch und körperlich auf die Geburt vorbereiten und auch an die Zeit nach der Geburt werden Sie den ein oder anderen sorgenvollen Gedanken vergeuden. Unterschätzen Sie nicht, wie wichtig eine gesunde Psyche für das Wohlergehen von Mutter und Baby ist. Wenn Sie diesem Gebiet der Schwangerschaft genug Bedeutung beimessen, so werden Sie auch nach der Geburt gesünder in das neue Leben als junge Mutter starten.

Ich wünsche Ihnen selbstverständlich eine traumhafte Schwangerschaft, welche reibungslos und ohne schlechte Nachrichten verläuft. Doch wenn dies nicht der Fall ist und Sie mit nervenaufreibenden Neuigkeiten konfrontiert werden, so versuchen Sie diese zu kurieren und nicht lediglich unter Arbeit oder anderen ablenkenden Tätigkeiten zu vergraben. Nur wenn Sie den Heilungsprozess aktiv einleiten, dann werden Sie mit diesen Problemen zurecht kommen und in der Zukunft wieder zu Ihrem Gleichgewicht finden. Ich freue mich sehr darüber, dass ich Sie während Ihrer Schwangerschaft begleiten kann und hoffe, dass ich Ihnen in Gedanken auch in solchen schweren Momenten Hilfe und Trost spenden kann.

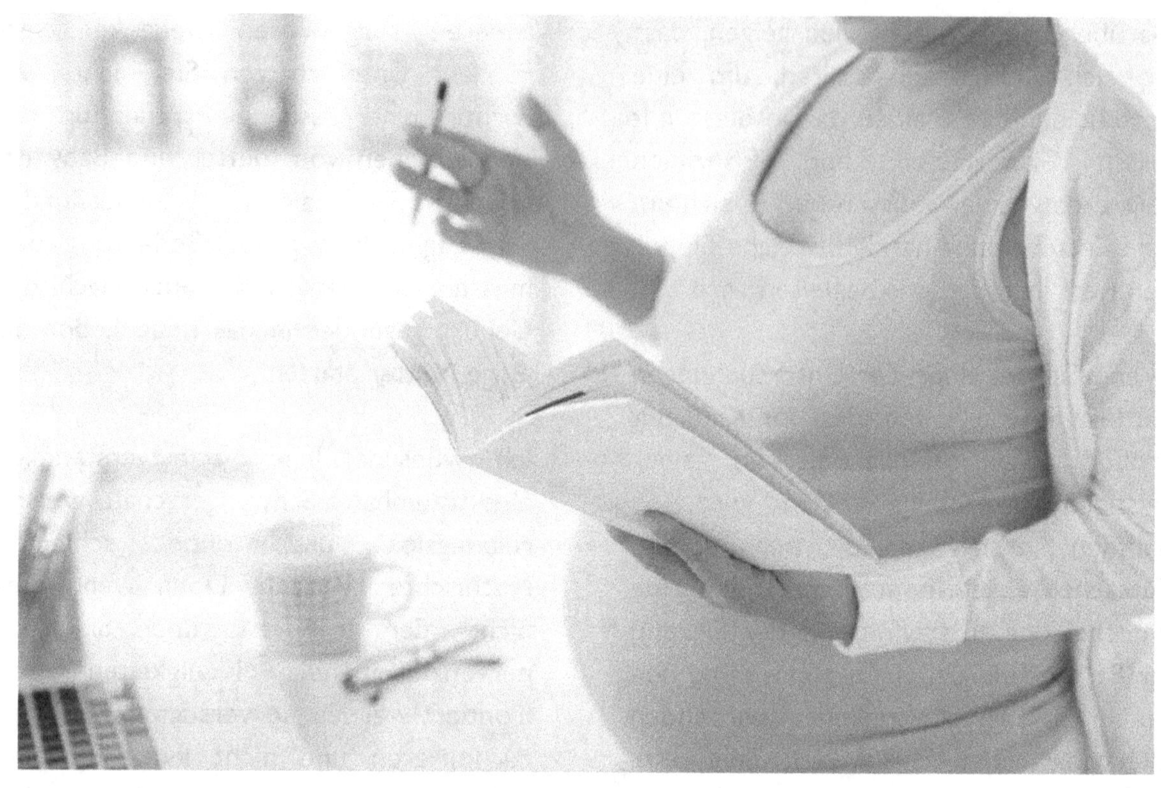

ARBEITEN FÜR SCHWANGERE

Auch wenn Sie sich selbst vielleicht besonders zu Anfang der Schwangerschaft nicht eingeschränkt fühlen und mit der selben Energie und dem selben Tatendrang in den Tag starten, gelten für Sie während Ihrer Schwangerschaft besondere Gesetze an Ihrem Arbeitsplatz. Ihre Rechte sind gesetzlich festgeschrieben und gelten für alle schwangeren Frauen, welche sich in einer festen Anstellung befinden, ganz gleich ob es sich um Teilzeitkräfte, Auszubildende oder Vollbeschäftigte

handelt. Während eines Vorstellungsgesprächs für eine Festanstellung sind Sie nicht dazu verpflichtet, Auskunft darüber zu geben, ob Sie schwanger sind oder nicht. Der Arbeitgeber darf Sie auch nicht danach fragen und wenn er es tut, so sind Sie grundsätzlich dazu berechtigt, eine Falschaussage zu machen. Dies gilt selbst dann, wenn Sie durch eine Schwangerschaft für Ihre Arbeit ein Beschäftigungsverbot erhalten. Da Sie jedoch auch nach der Schwangerschaft wenn möglich ein gutes Verhältnis zu

Ihrem Arbeitgeber pflegen möchten, sollten Sie bedenken, dass eine Falschaussage im Falle einer Arbeit mit Beschäftigungsverbot dieses gute Verhältnis für die Zukunft nicht unbedingt fördert. Dies sollten Sie während Ihres Vorstellungsgesprächs dann abwegen.

Damit dieses Mutterschaftsgesetz in Kraft treten kann, muss Ihr Arbeitgeber offiziell von Ihrer Schwangerschaft in Kenntnis gesetzt werden. Den Zeitpunkt dieser Bekanntgabe können Sie selbst bestimmen. Es ist jedoch empfehlenswert, den Arbeitgeber ab dem vierten Schwangerschaftsmonat zu informieren. In den ersten drei Monaten kann es zu einem verfrühten Schwangerschaftsabbruch kommen. Wenn diese Monate vorüber sind und Sie erst im vierten Monat Ihrem Chef von Ihrer Schwangerschaft erzählen, dann ersparen Sie es sich, ihm im Falle einer Fehlgeburt von diesem sehr persönlichen Ereignis berichten zu müssen. Wenn Sie in einem körperlich sehr anstrengenden Job tätig sind oder ein Grund für ein Beschäftigungsverbot vorliegt, so sollten Sie Ihren Arbeitgeber so früh wie möglich darüber informieren. Wenn Ihrem Arbeitgeber eine mündliche Mitteilung nicht ausreicht, lassen Sie sich von Ihrem Arzt eine Bescheinigung ausstellen, aus welcher Ihre Schwangerschaft und der errechnete Geburtstermin hervorgehen. Die Kosten für dieses Attest müssen von Ihrer Firma übernommen werden.

Ein Beschäftigungsverbot liegt vor, wenn Sie an einem Fließband tätig sind, in einer Arztpraxis arbeiten und so infizierten Gegenständen ausgesetzt sind, beispielsweise wenn Sie täglich lange Zeit stehen oder schwer tragen müssen und wenn Sie Strahlung oder Chemikalien ausgesetzt sind. In diesem Fall bekommen Sie von Ihrem Arzt einen Bericht darüber, dass Sie während Ihrer Schwangerschaft nicht arbeitsfähig sind. Wenn Sie Bedenken gegenüber Ihrer Arbeit haben und der Meinung sind, dass Ihr Arbeitgeber sich nicht an vorliegende Vorschriften hält, so können Sie jederzeit die zuständige Aufsichtsbehörde informieren. Erwarten Sie Mehrlinge, leiden Sie an einer Krankheit oder ist es voraussehbar, dass Sie nach der Geburt Ihres Babys in Ihrer Leistungsfähigkeit eingeschränkt sein werden, liegen besondere Gründe für ein individuelles Beschäftigungsverbot vor, welches Ihnen von Ihrem behandelnden Arzt ausgestellt wird.

Darüber hinaus müssen während Ihrer Schwangerschaft an Ihrem Arbeitsplatz gewisse Vorsichtsmaßnahmen getroffen werden, sodass Sie sich während Ihrer

Arbeit nicht in Gefahr begeben. Sie dürfen keiner Strahlung, Hitze, Nässe, Lärm oder gesundheitlichen Schadstoffen ausgesetzt sein. Ihr Arbeitsablauf muss so umstrukturiert werden, dass Sie die Möglichkeit haben sich auszuruhen oder hinzulegen. Sie dürfen nicht über einen langen Zeitraum hinweg in derselben Position verharren und es ist darüber hinaus wichtig, dass Sie nicht über lange Zeit vor einem Bildschirm sitzen müssen, um zu arbeiten.

Für den Zeitraum der letzten sechs Wochen vor der Geburt Ihres Kindes und die ersten zwei Monate danach, steht Ihnen der Mutterschutz zu. Sie müssen diesen beantragen, um während dieser Zeit Mutterschaftsgeld zu erhalten. Die Höhe des Betrags berechnet sich aus Ihrem Gehalt der letzten drei Monate vor Mutterschutz. Die genaue Berechnung inklusive tatsächlichem Betrag können Sie bei Ihrer Krankenkasse oder dem Bundesversicherungsamt erfragen. Da es sich hierbei um einen bürokratischen Vorgang handelt, welcher eine gewisse Zeit in Anspruch nimmt, sollten Sie ihn so früh wie möglich in die Wege leiten. Auch nach der Geburt Ihres Kindes stehen Ihnen gewisse Rechte zu. Es müssen Ihnen beispielsweise Stillpausen gewährt werden, welche nicht mit anderen Pausen verrechnet werden können. Es handelt sich hierbei um Zeit, welche Sie anschließend nicht durch Mehrarbeit wieder gutmachen müssen.

Ich hoffe, dass ich Ihnen einige Fragen im Zusammenhang mit der Arbeit während Ihrer Schwangerschaft beantworten konnte. Bei individuellen Fragen können Sie sich jederzeit an Ihren Arzt oder die zuständige Behörde wenden, um hierzu genauere Auskunft zu erhalten.

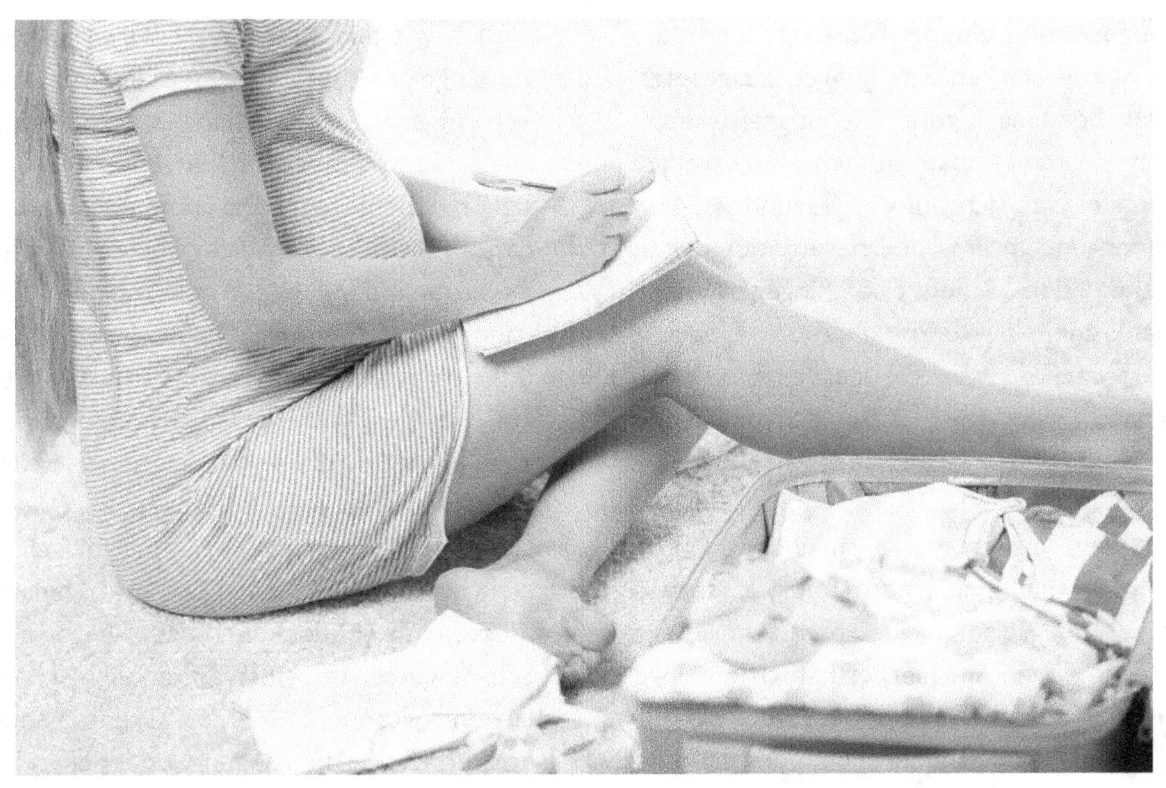

REISEN IN DER SCHWANGERSCHAFT

Auch wenn Sie schwanger sind und sich somit in einer sehr besonderen Zeit befinden: Sie sind nicht krank und möchten diese Zeit genießen und weiterhin viel erleben. Gerade wenn Sie bereits Kinder haben, welche Abenteuer erleben möchten und auch wenn ihre Mutter schwanger ist nicht stillhalten kann, so bietet sich eine Reise in der Schwangerschaft (oder sogar mehrere)

an. Grundsätzlich spricht nichts gegen dieses Vorhaben. Es ist jedoch ähnlich wie bereits mit den Punkten Sport und Geschlechtsverkehr: Achten Sie dabei stark auf Ihre Gesundheit und Ihre Sicherheit.

In den ersten drei Monaten Ihrer Schwangerschaft sollten Sie Flüge und Schiffsreisen vermeiden. Während des

Fluges mit einem Flugzeug sind Sie teilweise starken Strahlungen ausgesetzt. Darüber hinaus geht eine Flugreise meist mit einem ansteigenden Stresspegel einher, was sich auf die Gesundheit von Ihnen und Ihrem Kind negativ auswirken kann. Eine Schiffsreise hingegen kann Seekrankheit und starke Übelkeit verursachen, was Sie aus dem Gleichgewicht bringt und dehydrierende Wirkungen auf Ihren Körper hat.

Ab dem vierten Monat sinkt der Einfluss der Strahlung auf den Embryo, sodass einer Flugreise nichts mehr im Weg steht. Hören Sie hierbei jedoch auf Ihre innere Stimme und beobachten Sie Ihr Wohlergehen während der Flugvorbereitungen. Beachten Sie außerdem, dass während der Schwangerschaft durch den wachsenden Bauch und das zunehmende Gewicht des Babys Ihre untere Körperhälfte zunehmend schlechter durchblutet wird. Damit das Blut in Ihren Beinen ausreichend zirkulieren kann, sollten Sie deshalb nicht zu lange am Stück sitzen. Wenn Ihnen eine längere Reise mit dem Flugzeug bevorsteht, sollten Sie während des Fluges so oft wie möglich aufstehen und auf und ab gehen.

Gegen eine Reise mit dem Auto spricht grundsätzlich nichts. Achten Sie lediglich

darauf, wie auch bei einer Flugreise nicht zu lange Zeit in derselben Position zu verbringen. Sie werden öfter einmal einen Rastplatz aufsuchen müssen, um sich die Beine zu vertreten. Achten Sie darauf, dass Sie sich nicht alleine auf der Reise befinden. Wenn es möglich ist, dann reisen Sie mit einem Verwandten oder einer befreundeten Person. Gerade bei fortgeschrittener Schwangerschaft kann es durch die Aufregung einer Reise zu Komplikationen kommen. In einem solchen Moment ist es sehr hilfreich, nicht alleine zu sein. Darüber hinaus müssen Sie bedenken, dass Sie in der Schwangerschaft selbstverständlich selber fahren können. Auf Grund der körperlichen Anstrengung und der sehr stark eingeschränkten Bewegungsfreiheit sollten Sie dies jedoch nicht zu oft tun.

Achten Sie während Ihrer Reise verstärkt auf die Hygiene an den Orten, an welchen Sie sich befinden. Eine Infektion durch Keime oder Bakterien könnte Ihnen und Ihrem Kind schaden und ist während einer Schwangerschaft oft nicht angemessen zu behandeln. Dies gilt selbstverständlich auch für Ihre Lebensmittel während der Reisen. Essen Sie nur an Orten, welche Ihnen vertrauenserweckend erscheinen. Ein Magen-Darm-Infekt ist während einer

Schwangerschaft sowohl für Sie als auch für das Baby verhängnisvoll.

Achten Sie zudem darauf, dass Sie sich während Ihrer Reise in einer bequemen Position befinden, bei welcher die Bewegungsfreiheit Ihres Babys nicht eingeschränkt wird. Sie sollten zu jeder Zeit beachten, dass Sie Ihren Körper mit ausreichend Flüssigkeit versorgen müssen.

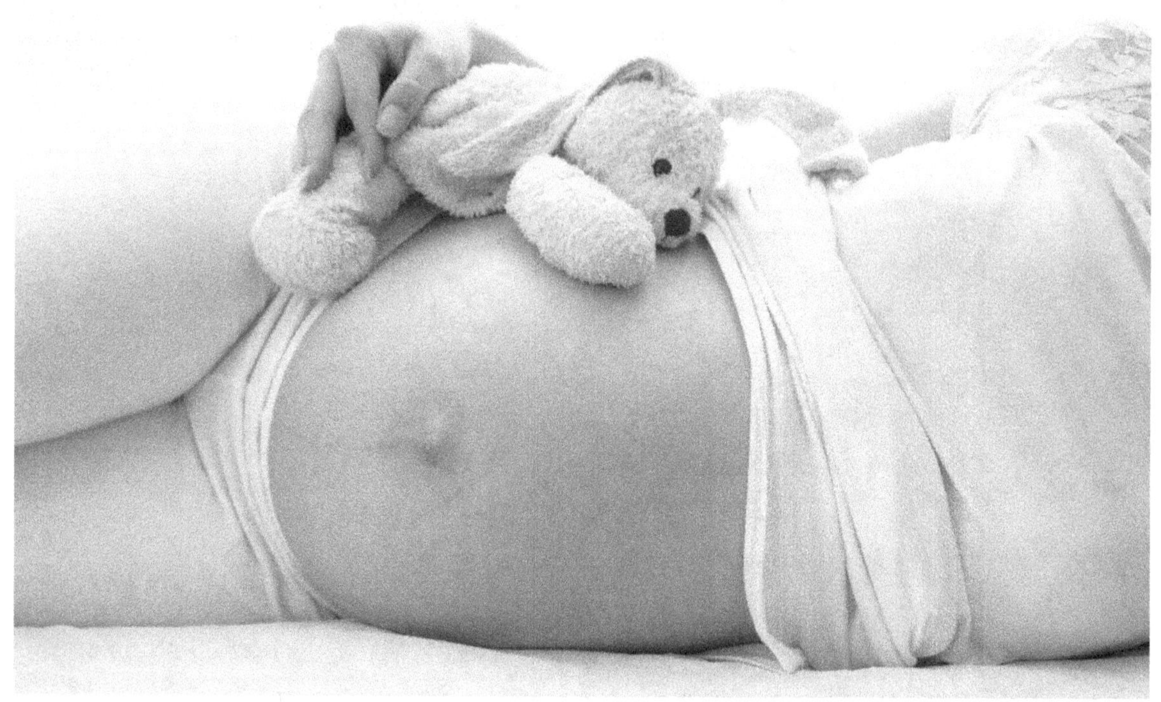

SCHLUSSWORT

Ich danke Ihnen für den Kauf dieses Buches und hoffe, dass ich Ihre anfänglichen Fragen rund um das Thema Schwangerschaft weitestgehend beantworten konnte. Ich finde diese Reise, auf die wir uns gemeinsam begeben haben nicht weniger aufregend als Sie und bin Ihnen sehr dankbar dafür, dass Sie mir Eintritt in Ihr privates Leben und die

besondere Zeit während Ihrer ganzen Schwangerschaft gewähren.

Ich würde mich sehr freuen, wenn Sie dieses Buch auch anderen Frauen in Ihrem Bekanntenkreis empfehlen würden. Ich bin mir sicher, jede werdende Mutter plagen unzählige Fragen, von denen einige vielleicht sehr persönlich sind. Ich danke Ihnen deshalb dafür, dass ich Ihnen bei der Beantwortung dieser Fragen zur Seite stehen konnte und freue mich darauf, Sie auch im nächsten Band aus dieser Buchreihe „Mutter und Kind" wieder als begeisterte Leserin gewinnen zu können.

Im folgenden Buch wird es um die Geburt und die erste Entwicklung des Babys gehen. Außerdem werde ich versuchen, alle Fragen im Bezug auf die Vorbereitung der Geburt zu beantworten. Wir werden gemeinsam erfahren, welches Geschlecht Ihr Baby hat (und ich werde Ihnen von einigen kreativen Ideen berichten, wie Sie diese Nachricht am besten überbringen können). Darüber hinaus werden wir uns mit einem sehr wichtigen Thema beschäftigen, der Namenfindung. Ich werde Ihnen einige Tipps mit auf den Weg geben, wie Sie die richtige Geburtsweise für sich herausfinden und die zu Ihnen passende Einrichtung für diesen Zweck erkennen.

Zudem gebe ich Ihnen im nächsten Band eine Liste mit an die Hand, mit deren Hilfe Sie Ihre die Tasche Ihres Neugeborenen für das Krankenhaus richtig packen. Es wird wieder eine spannende Reise, auf welcher Sie dem Tag, an welchem Sie Ihr kleines Kind zum ersten Mal erblicken, täglich immer näher kommen. Ich freue mich drauf, Sie auch zu dieser Reise wieder begleiten zu können und Sie als begeisterte Leserin begrüßen zu dürfen. Im Bonusteil dieses Buches warten noch meine persönlichen Tipps auf Sie, mit denen Sie während Ihrer Schwangerschaft auch in stressigen Situationen die Ruhe bewahren und zu ausreichend Entspannung in Ihrem Alltag finden.

Genießen Sie die schöne Zeit voller Vorfreude und bleiben Sie gesund!

Ihre *Laura Engel*

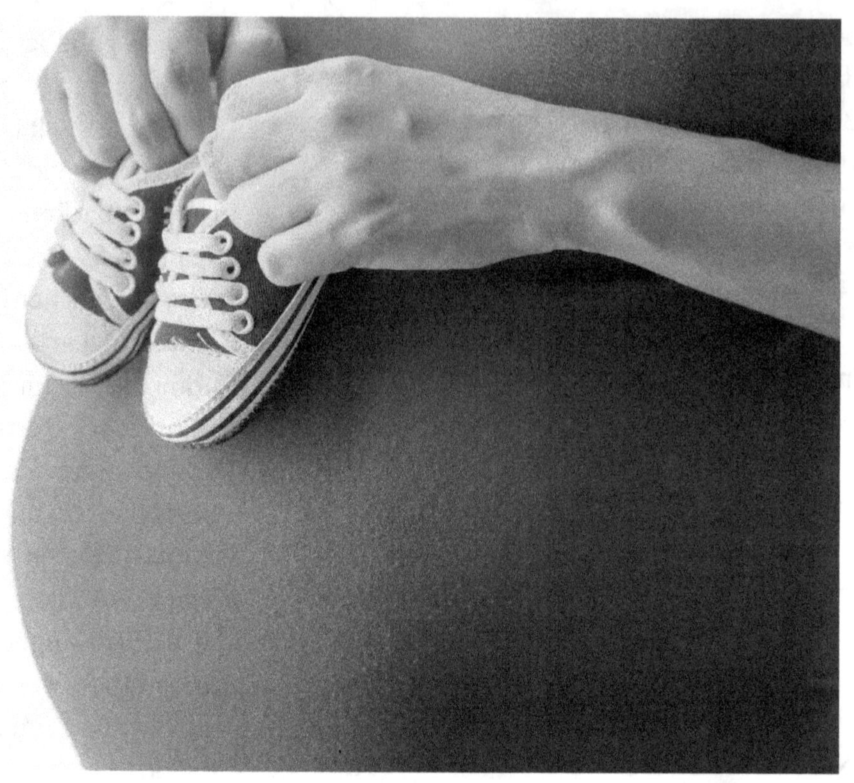

BONUS: STRESS VERMEIDEN

In diesem Bonusteil des Buches habe ich meine persönlichen Tipps und Tricks zusammengetragen, mit denen ich es während meiner Schwangerschaft auch in stressigen Situationen geschafft habe, die Ruhe zu bewahren. Gerade während der Schwangerschaft ist die werdende Mutter sehr emotional und auch Sie werden sicherlich einige Veränderungen in Ihrem Verhalten und Ihren Reaktionen auf äußere Einflüsse festgestellt haben bzw. noch erfahren.

Ich selbst war besonders zu Anfang meiner Schwangerschaft oft überfordert mit den Schwangerschaftshormonen und konnte in vielen Situationen nicht angebracht reagieren. Hinzu kam die starke Müdigkeit, welche mir auf den Schultern lag und mich an einigen Tagen zu einem unproduktiven Häufchen Elend machte. Aus diesem Grund begann ich schon früh, mich aktiv auf jeden Tag einzustimmen, meine Gedanken bewusster zu lenken und auf diese Weise zufriedener mit mir selbst und mit meiner Umwelt zu werden. Im Folgenden nun ein paar meiner persönlichen Tipps und Tricks für Sie:

• Einen festen Tagesablauf entwickeln: Ich versuchte, täglich um die gleiche Uhrzeit aufzustehen und meinen Tag schon im Voraus zu planen. Auf diese Weise verhinderte ich morgendliche Panikattacken und Planlosigkeit.

• Den Tag positiv beginnen: Auch wenn ich zu Anfang der Schwangerschaft an Übelkeit und allgemeinem Unwohlsein litt, versuchte ich täglich ein besonderes Frühstück zuzubereiten und mich so bewusst positiv auf den Tag einzustellen.

• Dehnübungen und Yoga: Ich war vor der Schwangerschaft keine Frau, welche regelmäßig Yoga macht, habe jedoch sehr schnell die positive Wirkung auf meinen Körper bemerken können. Auch wenn Sie wie ich vor der Schwangerschaft wenig Kontakt mit Dehnübungen oder Yoga hatten, kann ich Ihnen diese Übungen wirklich ans Herz legen. Es gibt im Internet zahlreiche Anleitungen und Videos für die richtigen Yogaübungen während der Schwangerschaft, sodass Sie von wahren Fachleuten an Ihr ganz persönliches Programm herangeführt werden.

• Klang der Musik: Auch die richtige Musik war für mich entscheidend, um positiv in den Tag zu starten. Ich entwickelte eine Leidenschaft für klassische Musik und meditative Klänge, da sie mein Gemüt mit viel Zärtlichkeit auf den Alltag einstimmten.

• Ausreichend Pausen: Ich litt besonders in der Anfangsphase der Schwangerschaft an starker Müdigkeit. Mit regelmäßigen Pausen schaffte ich es jedoch, trotz Müdigkeit ein Gleichgewicht zwischen Produktivität und Ruhephasen zu schaffen. Auf diese Weise fühlte ich mich zum Ende des Tages hin zufrieden und war stolz auf meine Erfolge.

Selbstverständlich verläuft jede Art von Schwangerschaft absolut unterschiedlich und Sie haben vielleicht mit ganz anderen Problemen zu kämpfen als ich. Ich hoffe jedoch, dass diese Tipps Ihnen helfen konnten und kann Sie nur dazu ermutigen, Ihre Schwangerschaft so gut es geht auszuleben und zu genießen.

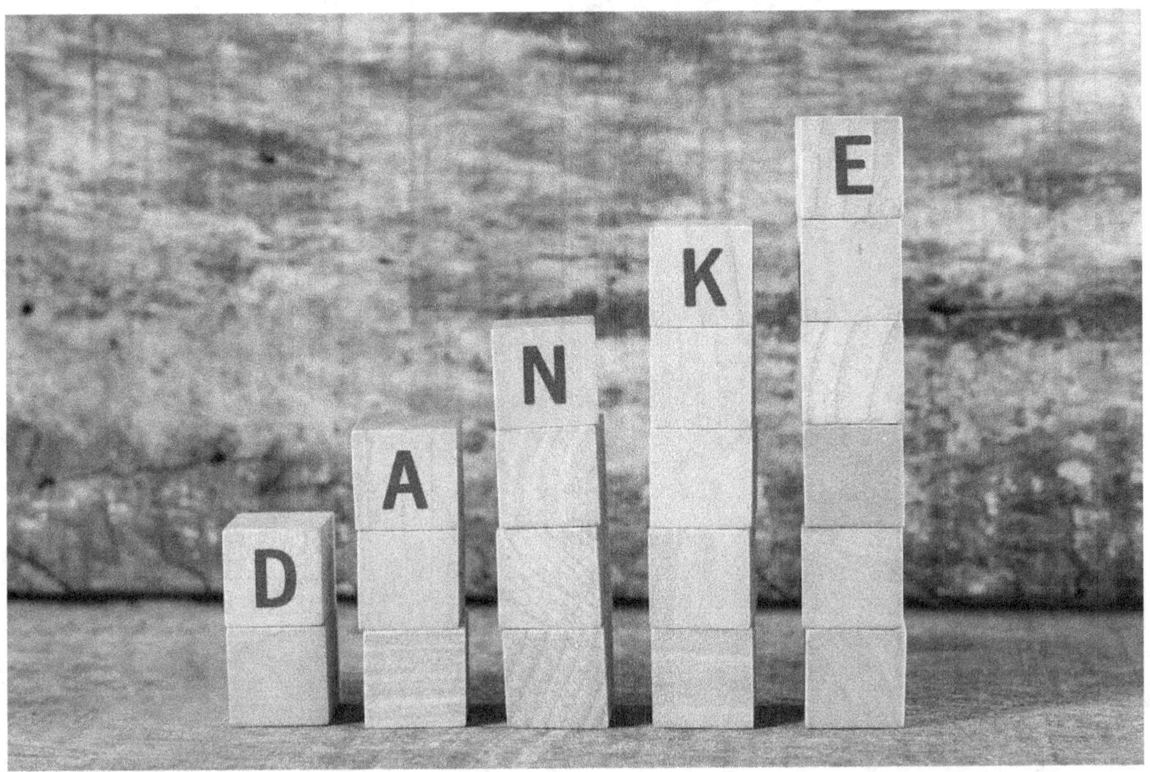

Zum Abschied möchte ich mich noch einmal bei Ihnen bedanken, dass Sie sich für den Kauf meines Buches „Mutter und Kind" entschieden haben. Ich weiß, dass Sie zu diesem Thema aus vielen verschiedenen Ratgebern wählen kon-nten, daher ein ganz liebes Dankeschön von meiner Seite.

Ich würde Sie hier noch um einen kleinen Gefallen bitten. Könnten Sie sich bitte kurz Zeit nehmen und mir eine Rezension auf Amazon hinterlassen, wenn Ihnen meine Tipps geholfen haben?

Ihre Rückmeldung würde mich sehr freuen und mir die Bestätigung geben, auch weiter Ratgeber zu diesem Thema zu verfassen, die Ihnen und anderen Lesern helfen sollen. Wenn Ihnen mein Buch also gefallen hat, lassen Sie es mich bitte wissen!